GENDER
MOSAIC
BEYOND THE MYTH OF THE MALE AND FEMALE BRAIN

DAPHNA JOEL &
LUBA VIKHANSKI

GENDER
MOSAIC
BEYOND THE MYTH
OF THE MALE AND
FEMALE BRAIN
DAPHNA JOEL &

ジェンダーと脳
性別を超える脳の多様性

ダフナ・ジョエル&ルバ・ヴィハンスキ
鍛原多恵子 訳
紀伊國屋書店

GENDER
MOSAIC
BEYOND THE MYTH
OF THE MALE AND
MOSAIC

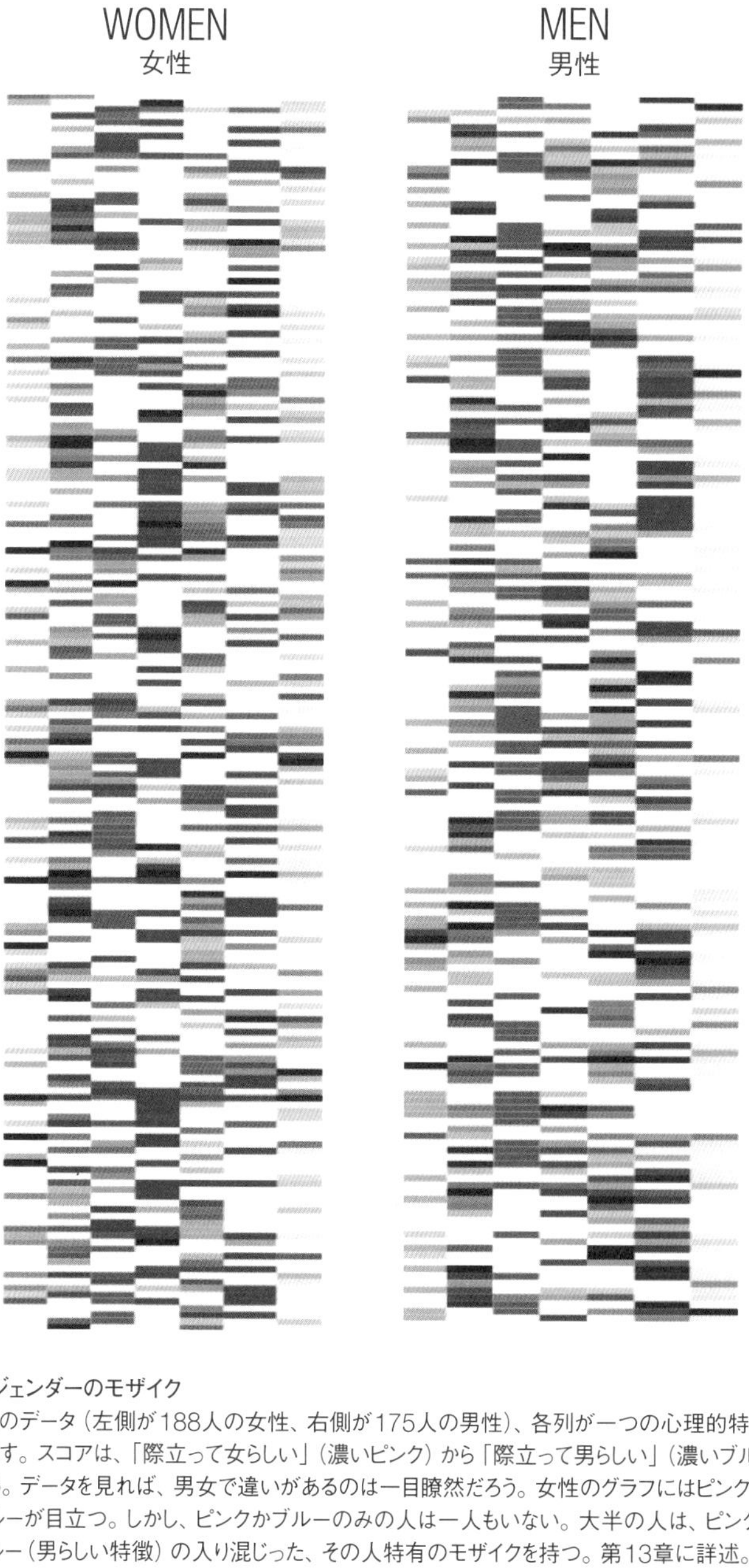

図A ヒトのジェンダーのモザイク

各行が一人のデータ（左側が188人の女性、右側が175人の男性）、各列が一つの心理的特徴（全部で7項目）を示す。スコアは、「際立って女らしい」（濃いピンク）から「際立って男らしい」（濃いブルー）まで色分けしてある。データを見れば、男女で違いがあるのは一目瞭然だろう。女性のグラフにはピンク、男性のグラフにはブルーが目立つ。しかし、ピンクかブルーのみの人は一人もいない。大半の人は、ピンク（女らしい特徴）とブルー（男らしい特徴）の入り混じった、その人特有のモザイクを持つ。第13章に詳述。

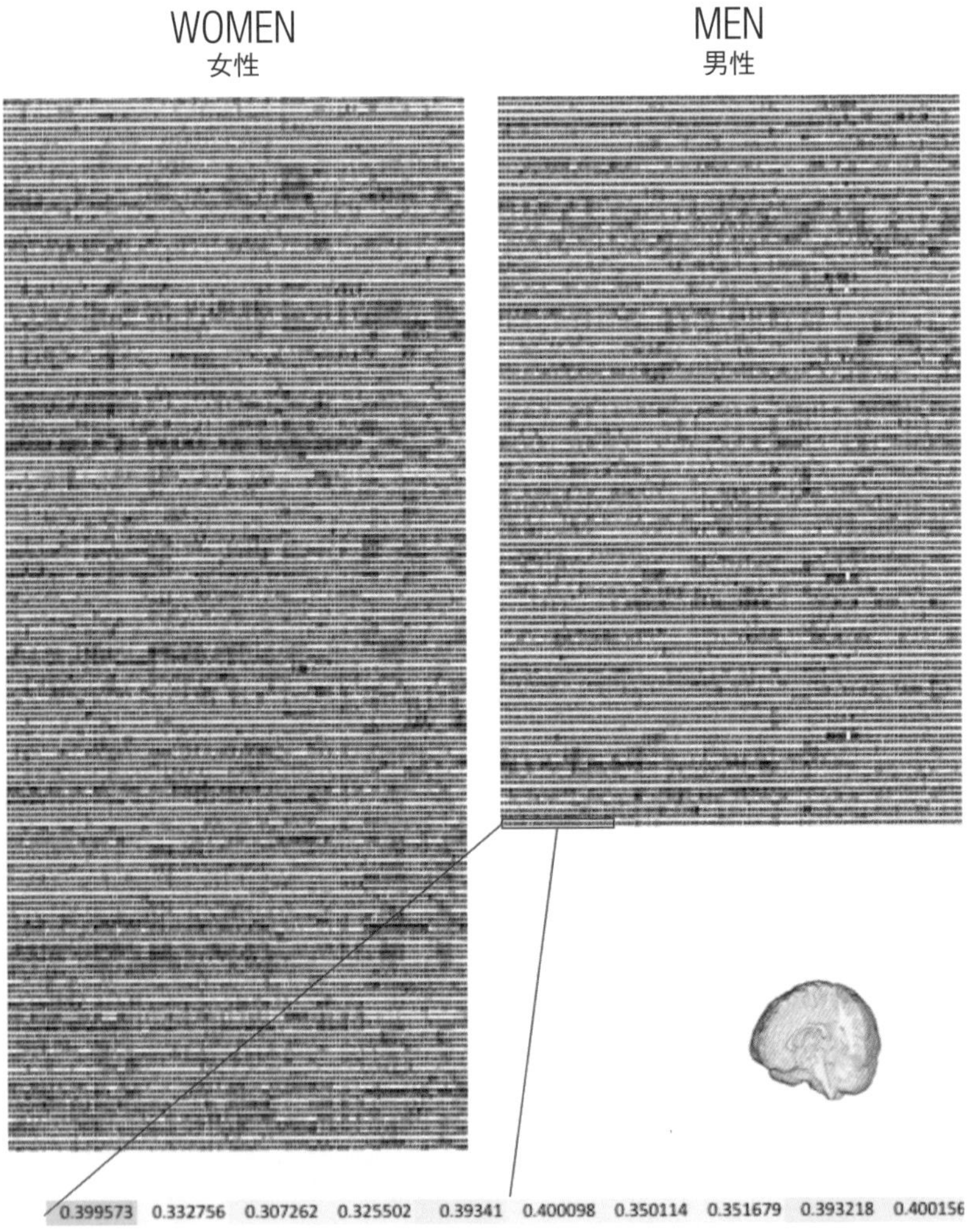

図B ヒトの脳のモザイク

各行が一つの脳のデータ（左側が169人の女性、右側が112人の男性）、各列が脳の一つの灰白質領域の体積（全部で116領域）を緑－白－黄色のカラースケールで示す。各人の灰白質領域の体積が他のすべての人の平均より大きいほど、緑が濃くなる。反対に小さいほど、黄色が濃くなる。二つのグループ間で違いがあるのが容易にわかるだろう。女性のグラフには緑、男性のグラフには黄色が目立つ。しかし、緑か黄色のみの人はほぼいない。大半の人は、その人に特有の緑と黄色のモザイクを持つ。第7章に詳述。

ジェンダーと脳

――性別を超える脳の多様性

私たちの母親に

目次

本文中の［　］は著者、〔　〕は訳者による注を示す。

I

性別と脳

第1章
覚醒

もう、一〇年以上前のことだ。ある夏の朝、私は三人の子どもたちと自宅にいた。不意に、水道管が破裂したような音が外から聞こえた。まだ赤ん坊だったいちばん下の子を抱いて急いで庭に出てみた。自動スプリンクラーにつながったゴムホースの先端を折り曲げて水を止め、上の子二人に隣人を呼ぶように頼んだ。隣家の男性が来てくれたとき、これで大丈夫と胸をなで下ろした。ところが、彼はただそこに立ち尽くしている。どうすればいいのか見当もつかないらしい。私が現実に目覚めたのはそのときだった。彼も配管に詳しいわけではないのだ。私は折り曲げたホースと赤ん坊を彼に預け、水の元栓を探し始めた。

私の心の奥底に眠っていた思い込みに気づかせてくれたのは、隣人のうろたえた様子だった。私は恥ずかしくて仕方がなかった。それまで男女は平等だと信じていたし、その信念にもとづいて生きてきたつもりだった。ところが、急に技術的なトラブルに出くわしたとき、男性なら解決してくれると無意識に考えたのだ。

そのころ、私は自分や他人のジェンダーバイアスを研究する機会を得たばかりだった。テルアビブ大学でジェンダーの心理学の講師をしていた友人が、私に替わってくれないかと連絡してきたのだ。それからの一年、私は講義の準備に専念した。受胎の瞬間に始まる女性と男性の発達にかんする本や科学論文を片っ端から読んだのである。神経科学者の私は、性別と脳の関係にいちばん興味を引かれた。

　そんな生活を始めてしばらくすると、女性と男性の脳が重要な点で大きく異なると考えているのは一般人だけでないと気づいた。多くの科学者も例外ではなかった。また、脳に性差があるために、認知や情動から、興味や嗜好、行動までのあらゆる面において、女性と男性は根本的に異なるとされていることも知った。異性とのコミュニケーションの取り方を説く自己啓発本には、この考え方を前提に書かれているものが多い。

　一般に、女性はコミュニケーションと情動にかかわる脳領域が大きく、生まれつき共感能力に優れるとされる。他方で男性は性行為と攻撃性にかかわる脳領域が大きく、何かを創造することに能力を発揮すると言われる。

　この考えは、日常生活のさまざまな経験を生物学的な視点からうまく説明してくれるようだ。なぜ女性が繊細で感情の起伏が激しい一方で、男性が攻撃的でセックスを好むかも教えてくれる。そして、教員に女性が多く、エンジニアに男性が多い理由も。

「ホルモンだよ、決まってるじゃないか」と彼らは言う。胎児の初期設定《デフォルト》脳は女脳だ。だが子宮の中で、男児の脳は精巣が分泌する大量のテストステロンによって女脳から男脳に変わる。だから、女性は女脳を、男性は男脳を持って生まれてくるというのだ。詳細は違っても、この種の学説は、人がそれぞれのジェンダー〔生物学的な性別ではなく、社会的および文化的性別〕に典型的な行動を取る理由を説明する。女性が親切で共感に満ち、男性が活発で攻撃的なのは、特定の脳領域の大きさや、特定のホルモンの分泌量が男性と女性で違うからだというのである。

　この一般論に例外は一切ない。どんな知見が得られても、ジェンダーにまつわる固定観念《ステレオタイプ》に一致しない解釈をされることはないのだ。たとえば、扁桃体は情動を司《つかさど》る脳領域であり、この領域は平均して女性より男性の方が大きいと長く考えられてきた。ところが、この扁桃体の大きさにもとづいて、男性が生まれつき女性より感情的だと主張した人はいまだかつて一人もいない（最近の統計解析によれば、この脳領域の平均サイズに性差はないという）[※1]。

　男脳と女脳という概念は、男性と女性が根本的に異なっているという俗説と相性がいい。しかし、この考えに科学的な根拠はあるのだろうか。この問いに答える試みは、ある驚くべき実験から始まった。この実験について知ったのは約一〇年前で、ジェンダーの心理学について講義するために準備を進めていたころの話だ。

　あなたは、三〇分間ストレスを与えるだけで、〔ラットの〕脳領域の一部がオスからメス（あるいはメスからオス）へ変わることをご存じだっただろうか。じつは、私も知らなかった。この実験報告を読んだあと、私は数年かけて詳細な研究を行った。その経験のおかげで、性別、ジェンダー、脳にかかわる私の考え方はそれまでと一変した。

この実験結果がヒトの脳について何を意味するのかを探るべく、私は多数の脳スキャン画像を解析し、男性が男性的な特徴のそろった「男脳」を持ち、女性が女性的な特徴のそろった「女脳」を持つわけではないことを突き止めた。もちろん、私は女性と男性の脳に違いがないと主張しているわけではない。むしろ、他の科学者の多くと同様に、私のチームは両者の脳に多くの違いを認めた。私が言いたいのは、どの人の脳もそれぞれ他の人と異なる特徴を持ち、全体としてその人に特有のモザイクを形成しているということだ。これらの特徴のうち一部は女性にありがちで、その他の一部は男性にありがちなだけなのだ。この考えは、私たちの多くが何となく察知していることと符合する。人はみな「女性的な」特徴と「男性的な」特徴のパッチワークなのだ。それだけではない。この考えにもとづけば、真に「男脳」や「女脳」、あるいは「男らしさ」や「女らしさ」と言えるものは存在しないということになる。

私がどのようにしてこの「脳のモザイク論」に達したか、そしてこの見方が何を意味するのかについて述べる前に、女性と男性の脳にかんする興味深い事実、そしてこれらの事実にかかわる解釈がここ数世紀でどう変遷してきたかについて少々まとめておきたい。

第2章

ねじ曲げられた事実の歴史

一七世紀から一八世紀にかけて、ヨーロッパで平等主義が台頭すると、男性は大きなジレンマに直面した。この新思潮は、人はみな性別を問わず本質的に平等であるという考えにもとづいていた。つまり平等主義は、女性が従属的な役割を果たす当時の社会秩序にとって脅威だったのだ。男女が平等であると言ってしまえば、社会の基盤そのものが揺るぎかねない。何より恐れられたのは、男性と平等な地位を与えられれば、女性が男性に付き従わなくなることだった。

モリエール〔フランスの劇作家〕が、一六七二年の喜劇『女学者』でこの懸念を諷刺している。主人公の夫は、科学に没頭して家事をおろそかにする妻や、同じような他の女性たちを槍玉にあげる。「あの女たちは科学者になって本を書きたがる。どんな科学も彼女らにとって難しすぎるということはない……なにしろ、月、北極星、金星、土星、火星……などの運行についてうつつを抜かしているのだ……そして、私の食事の支度はおかまいなしだ[※1]」

みな平等な社会で女性が果たすべき役割にかんする政治論争を解決するため、科学に白羽の矢が立った。スタンフォード大学のロンダ・シービンガーは、著書『脳に性別はない？（*The Mind Has No Sex?*）』〔邦訳は『科学史から消された女たち』工作舎〕で、科学に託された使命は、ジェンダーの不平等をつくり出したのが男性ではなく自然だと示すことにあったと述べている。シービンガーは、脳をはじめ男女の身体が政治論争の種《たね》になった経緯を説明した。彼女によれば、医学界と科学界は、平等主義の原則と真っ向から対立することなく、両性間の差異を見つけることに心血を注いだ。「女性は男性に『劣る』だけでなく、基本的に男性と『異なる』ので『比較の対象にならない』とされた」[※2]というのである。

女性と男性の身体に違いがあるのはあまりに明白だが、その違いは全身そして脳にまでおよぶのだろうか。あまりに多くのことがこの問いの答えにかかっていた。肯定すれば、それは社会における女性と男性の地位の格差を容認することになる。反対に否定すれば、女性は何世紀にもわたって不当に迫害されてきたのだから、社会に大変革を起こさねばならないということになる。数多の哲学者や思想家——ほぼ全員が男性——は、両性の違いをなるべく広い意味でとらえようとした。シービンガーは、一八世紀フランスのある医師の次のような言葉を引用する。「性別の本質は単一の器官に凝縮されるわけではなく、ほぼ全身に認められるわずかな差異にまでおよぶ[※3]」

科学がこの論争に明確な答えを出す場となった。科学革命が起きるまで、女性が男性に劣ることを正当化するのは宗教の役目だった。しかし、科学こそ公正だと考えられるようになり、女性の能力にかんする見解に客観的な証拠を提示できると期待された。シービンガーは、当時の風潮についてこう述べている。「性差は解剖学者のメスによって最終的に発見され、定義されると考えられた。性差は――たとえ精神にかかわるものであろうとも――その重さや大きさを測定することができるのかもしれない、というのだ[※4]」

実際、ペンシルベニア州立大学のステファニー・シールズが指摘するように、一九世紀には頭蓋骨、さらに、当時すでに精神のありかと認められていた脳の重量と大きさを測定することが最重要課題となった[※5]。古代ギリシャの医学者ガレノスは、精巣が身体中でもっとも崇高だと考えていた。精巣は「より優秀である」男性にしかないのだから、彼にとってそう考えるのが当然だったのだ[※6]。一七世紀になり、今度は脳がもっとも崇高かつ神聖な器官と見なされるようになったという。脳はあらゆる感覚、知性、知恵が生まれる場所なのだ。したがって、男性がより優秀な脳を持つと証明しなくてはならない。

当初、証明は容易に思われた。頭蓋骨――脳の大きさを正確に示すと考えられていた――は、平均すると男性より女性が小さいことがわかっていたからだ。いったい、女性が男性に劣ることを示す証拠が他にあるだろうか（精巣がないことを除外しても）。

だが、喜ぶのはまだ早かった。かなりの数の動物がヒトより大きな頭蓋骨を持っているからだ。マッコウクジラなどの頭蓋骨はヒトよりはるかに大きい。男性が女性より優秀であることを証明したい科学者（もちろん、クジラが男性より優秀だと証明したいわけではない）は、この不都合な事実をどうにか言い抜ける方法を模索した。そこで今度は、重要なのは脳の大きさではなく、身体に対する脳の大きさの比率であると提唱した。

ところが、実際に計算してみると思わしい答えが得られなかった。さらに困ったことに、多くの科学者が身体に対する脳の大きさの比率は男性より女性が高いことを発見した。だが、これらの科学者も、女性は身体に対する脳の比率が高いので、より高い知性を持つと結論づけることは一度もなかった。なかには、男性の優秀さを示す「科学的」証拠を見つけたい一心で、自分たちの知見を女性の知性が「男性に劣る」証拠と解釈することに成功した科学者もいた。彼らの理屈はこうだ。「女性は身体に対する頭蓋骨の比率が高い子どもに似ている。だから女性は未発達であり、知性において男性に劣る」と。

過去にさかのぼって脳の研究の歴史を眺めてくると、社会的および政治的な目的のために科学的な事実をねじ曲げる男性の創造性に敬服しないではいられない。期待どおりの結果が得られないと、科学者は結果の解釈を変えるか、実験手法を改めて「よりよい」指標に切り替えるのだ。シールズによれば、女性と男性の頭蓋骨の大きさを示す「適切な」指標にかんする文献は大量にあるという。それは体重に対する頭蓋骨の重量の割合だろうか。いや、首から下の骨格に対する頭蓋骨の骨密度だろうか。この問題の正解を見つけるのは不可能だった。ある指標を使えば男性に「軍配が上がり」、別の指標に変えると女性に「軍配が上がる」からだ。

その後も、「大は小に勝る」というアイデアは支持され続けた。科学者が、頭蓋骨ではなく脳そのものが女性より男性の方が大きいことを発見したからだった。一九世紀フランスの有名な神経学者ポール・ブローカは他と比べれば節度をわきまえていたが、それでもこのアイデアをのうのうと支持した。一八六一年、ある科学誌に寄せた記事にこう書いている。「女性の脳が小さいのはひとえに身体が小さいからだと言う人もいるだろう。それでも、平均すれば、女性が男性より少々知性に欠けることを忘れてはいけない。この違いを誇張してはならないが、それでもそれが存在することは紛れもない事実である」[※7]。著名な進化生物学者ジョージ・ロマネスは、もっとあからさまだった。一八八七年、彼は女性の精神機能が未熟なのは脳が小さいためだと述べている。「この事実は、男性に比べて創造性が欠如している点にもっとも顕著に認められ、とくに高度に知的な仕事において如実に表れる」[※8]。一九世紀ドイツの高名な生物学者テオドール・ビショフは、これに輪をかけて露骨だった。女性は脳が小さいので、学術研究に携わる知的能力がない。また、あまり教育を受けすぎると、思春期の女性では生殖器の発達が妨げられる恐れがあるというのだった[※9]。

女性と男性の脳が根本的に異なるというこれらの古めかしい考え方は、現代人には滑稽に思えるかもしれない。現在、学術研究の種々のレベルで男性より女性が多いことを考えるなら、女性は脳が小さいので大学に行くのは無理だなどと昔の科学者が考えていたのは、ばかばかしい限りだ。いや、誤解しないでほしい。女性の脳は今でも平均して男性より小さい。変わったのは脳の大きさではなく、女性が学問をすることを禁じたり、褒められたものではないと考えたりしていた過去の社会規範だ。

脳の大きさに対する注目は消えていないものの、女性に対する男性の優位を示す科学的な探究は新たな局面に入った。一九世紀に脳の各領域にそれぞれ異なる機能があるという発見がなされると、科学者はまたぞろ女性と男性の脳領域を比較し始めた。当然ながら、男性がより優れた知性の持ち主であることを証明する解剖学的な証拠が続々と発見された。[※10]

まず、注目を浴びたのは大脳皮質だった。脳の表面を覆うこの部位は、随意反応、知覚、認知、言語、思考を統御するからだ。灰白質から成り、数十億個の神経細胞、すなわちニューロンを有する。大脳皮質の内側に白質があり、そこにニューロンどうしをつなぐ神経線維が伸びている。大脳皮質は伝統的におもに四つの脳葉《のうよう》〔前頭葉、頭頂葉、側頭葉、後頭葉〕に分けられ、それらを保護する頭蓋骨にちなんで名づけられている。

前頭葉が認知機能に果たす役割が確認されると、多くの神経科学者が女性より男性の前頭葉がより大きく、より高度に発達していると即座に指摘した。その後、一部の神経科学者が知性の座は前頭葉ではなく、頭頂葉――頭頂に位置する――にあると提唱した。[※11] こうして頭頂葉の重要性が増すと、男性が優位であるという一般的な見方と矛盾しないように、解剖学の知見の解釈を修正する学者がすぐさま現れた。一例を挙げれば、一八九五年にアメリカの心理学者ジョージ・トーマス・ホワイト・パトリックは、『月刊ポピュラーサイエンス』誌に寄せた記事で、次のように述べた。「女性の前頭葉はこれまで考えられていたように男性より小さいのではなく、むしろ大きい……とはいえ、前頭葉の大きさは知性の高さを意味するわけではない……真に重要なのは頭頂葉である」[※12]

これらの主張がなされてからすでに一〇〇年以上が過ぎた。その間、神経科学者は動物とヒトの脳の性差を発見し続けた。これらの性差については次章で述べるが、ここでいくつか例を挙げよう。大脳皮質の大半の部分は平均して女性より男性の方が薄い。男性は平均して灰白質の割合が低く、白質の割合が高い。さらに男性は、女性より大きな脳室――液体の満ちた大きな空所で、スキャン画像では黒っぽく見える――を脳の中央に持つ〔ヒトでは男女ともに四つの脳室がある〕。男性が女性より大きな脳を持つと言われて喜んだ読者は、男性の脳室が大きいと知って残念に思うだろう。

もしあなたが一九世紀の科学者のように脳の大きさが重要だと信じているなら、大きな脳には大きな――何と呼べばいいだろう――「何もない空間」があると知れば居心地の悪い思いをするはずだ。しかし、私が伝えたいのは、男性も女性も心配はいらないということだ。男性は脳室が大きくたって問題ないし、女性も脳が小さくたって問題ないのだ。

本当に問題なのは、ジェンダー間の不平等を正当化するためにいまだに生物学的な性差が使われることだ。人種主義や貧困層が置かれた経済的な地位を正当化するために、異なる人種や社会階級を生物学的に比較する人は現代人の中にはいないだろう。二〇世紀以前ならいたのだが……。だが、女性が劣っていることを証明するために、現在でも脳の性差が根拠として使われることがある。シービンガーがこの傾向についてこう述べている。「女性の脳の欠陥とされるものは時代とともに変化してきた。一八世紀末期には、女性の頭蓋骨は優秀な脳が入るには小さすぎると考えられた。一九世紀末期になると、女性が脳を使うと卵巣が縮むとされた。今世紀［二〇世紀］には、女性は脳の右半球の特質により空間認識能力に劣るとされた[※13]」。二一世紀になっても、脳の「本質的な」性差を突き止めようとする努力は相変わらず続けられていて、両性の違いにかかわる過去の誤った考えがともすると再浮上する。

第3章

脳の性差が積み重なると

数年前のこと。スタンフォード大学で神経科学のシンポジウム[※1]が開催され、私は「女脳と男脳の問題にかんする対話（SeXX and SeXY: A Dialogue on the Question of the Female Brain and the Male Brain)」と題された科学ディスカッションに参加した。対話の相手はローアン・ブリゼンディーンだった。彼女は、女性が女らしいのは女脳を持っているからで、男性が男らしいのも男脳を持っているからだと主張した。ブリゼンディーンはこの見解をベストセラーとなった自著数冊でも主張している。対する私は、ヒトとその脳は「女性的な」特徴と「男性的な」特徴の、その人独自のモザイクでできているという持論を展開した。議論のあと、誰かがシンポジウムの開催者の一人にこう言うのが耳に入った。「問題は、ブリゼンディーンは女脳を持っているのに、ダフナが男脳を持っていることにある」。声の主《ぬし》はブリゼンディーンと私では討論のスタイルが違うので、こういう場で議論しても話が噛み合わないと感じたのだろう。

だが皮肉なもので、この感想はブリゼンディーンをはじめとする多くの人の主張と齟齬《そご》を来す。一般に、男脳はまだ母親の子宮の中にいたとき、そしてその後の成長期に高濃度のテストステロンにさらされた結果生まれ、女脳は子宮の中でのテストステロン濃度が低く、その後「女性」ホルモンにさらされた結果生まれたと言われる。もしこれが本当だとすると、私はいったいどのようなわけで男脳を持つのだろうか。私は典型的な発達の女の子として生まれ、成長して何度か妊娠を経験し、合計で三年にわたって授乳した結果、高濃度の「女性」ホルモンにさらされてきている。

皮肉はさておき、「男脳」はこういうもので、「女脳」はああいうものだという考えは、科学者と一般人の別なくいまだに根強い。現代でも過去数世紀と変わらず、男女が根本的に異なるのは、それぞれの脳が違うせいだという考えが大勢を占める。したがって、この分野の研究がきわめて活発なのも当然なのだ。二〇一四年に『行動神経科学レビュー（*Neuroscience & Biobehavioral Reviews*）』誌に掲載された論文によると、男女の数々の脳領域の体積や密度を比較した研究が、それ以前の二五年間で五六〇〇例ほど見つかったという[※2]。

現在までに、科学者たちはすでに脳に数百もの性差を発見している。女性と男性は脳全体の大きさと各領域の大きさが違う（各領域の大きさは脳全体の大きさを考慮するとたいてい違いがなくなる。なかには減少したり反対の結果になったりすることもある。ある領域が平均して女性の方が小さいが、脳の大きさに対する比率は男性より大きいということもある）[※3]。脳をより深く詳細に調べることのできる技術が発達するにつれて、神経伝達物質と呼ばれる化学的伝達物質の数種に性差が存在することが発見された。脳内の微細な構造にも違いが発見された。ニューロンの構造、受容体の密度、神経伝達物質が結合する分子などにおける差異である。

だが、これらの違いはすべて平均値の差であることに注意してほしい。たしかに、ヒトを男性と女性という二つのグループに分けて比較すれば、これらの差異が生じる。だが、個々の人を互いに比較すれば、そうした差異はかならずしも見られない。また、ある特定の脳領域の大きさをグループレベルで考えると、男性の平均値は女性より大きいかもしれない。しかし、個々の人で比較すれば、その領域の大きさは多くの女性と男性で重なりあう——つまり、大半の女性と男性では大きさが変わらないのだ。あるいは、その特定の領域は一部の女性で大きく、一部の男性で小さいこともある。この傾向はヒトの脳の性差の大半に認められる。平均すればわずかな性差があるが、男女間で大部分は重複しているのである[※4]。

ところが、種々の脳構造における性別ごとの平均値の差は小さくとも、それが脳機能の大きな違いにつながると考える科学者がいる。言い換えれば、女性と男性の脳は構造的には似通っていても、その働きに違いがあるのかもしれないというのである。この考えが前提となって、脳がさまざまな精神的作業《メンタルタスク》をこなすあいだに示す活動パターンの性差を調べる研究が行われている。

実際には、大半のタスクでは脳活動のパターンは女性と男性で似通っている。多くの研究がパターンに性差を発見しようとしたが、まったく成果は得られていない。性差が発見された場合でも、たいていは特定のタスクにかかわる一部の脳領域の機能に見られるのみで、残りの脳領域は男女ともに同じような働きを見せる。問題は、性差がなかったことがほぼ報告されない一方で、性差が見つかると科学界でも一般の各種メディアでも熱心に取り上げられることにある。

まさにこの問題が、ある有名な学説が提唱されたときに起きた。その学説によれば、女性は男性に比べて言語処理を脳の両半球で盛んに行う傾向にあるという。一九九五年、イェール大学の科学者グループが科学誌『ネイチャー』に発表した研究では、女性と男性それぞれ一九人が三種の言語処理タスクをするときの脳活動を、機能的磁気共鳴画像法（ｆＭＲＩ）と呼ばれる方法で調べた。[※5] この科学論文で研究者たちは、三種の言語処理タスクのうち二種についてはほとんど言及しなかった。言及されなかったのは文字認識タスクと意味によって単語を分けるタスクで、どちらの場合も脳活動に性差はまったく見られなかった。だが、彼らは男女差が認められた三番目のタスク――韻《いん》を踏む（押韻）タスク――について詳細に報告した。彼らによると、このタスクでは男性は脳の左半球の多くの領域が活性化したが、女性では脳の両半球で同じ領域が活性化したという。論文には、男女の脳内の異なる活性化パターンを示す押韻タスクの脳スキャン画像が掲載されていたが、残りの二つのタスクの結果は掲載されなかった。

この論文はメディアに大きな注目を浴びた。男性と女性が同じタスクに対し脳を違う方法で使ったという知見が、男女は互いに異なるという俗説とうまく呼応したからだ。当時の新聞の見出しやテレビ番組をご記憶の読者もいることだろう。『ニューヨーク・タイムズ』紙の次の見出しなどはとても印象深かった。「研究者は語る——男性と女性では脳の使い方が異なる」

その後、女性と男性に被験者として種々の言語処理タスクをしてもらい、その間の脳活動を調べる多くの研究が行われたが、一貫した性差は認められなかった（なぜこれほど異なる結果が得られるのかについては、それ自体が興味深い問題である。この点については第8章で述べる）。この問題に答えを出そうと、ユトレヒト大学病院の科学者たちが、このテーマにかかわる二六例の研究結果を「メタ解析」と呼ばれる統計手法で精査した。二〇〇八年に彼らが科学誌『ブレイン・リサーチ』に発表した論文によれば、男女で言語処理に違いはまったく認められなかったという。[※6]だが読者の中に、主要なメディアがこの知見について報じた例をご記憶の方はいるだろうか。私にもそのような記憶はない。

こうした選択的な報告——差異を強調する一方で類似性を無視する——は、多くの場合には意図的ではない。性差がまったく発見されなかったと報告するより、発見されたと報告する方がはるかに読者の興味を引くからだ。しかし、このために男女間に実際より大きな違いがあるという印象が深まる結果になる。

ところが、一つひとつの性差はわずかで、かつその数も限られていても、そうした性差が積み重なれば男女間に大きな違いを生み出すと主張する科学者たちがいる。そして、このことは多くの人が無意識に信じていることと一致する。こうしてここ数十年で脳の構造や機能に性差が次々と発見され、男脳と女脳が存在するという考えが強まった。なぜなら誰もが、性差が積み重なって女脳と男脳という二種の脳ができ上がることを当然のように受け止めてきたからだ。だが、性差はこのように積み重なるものなのだろうか？

本書で私は、わずかな性差が積み重なって男女間に明確な違いを生むことはないと主張したい。一部の特徴はたしかに平均すれば女性と男性で異なる。しかし一般的には、女性によく見られる特徴がどの女性の脳にも見られるわけではないし、男性によく見られる特徴がどの男性の脳にも見られるわけでもない。むしろ、特徴は男女間で混じり合う。ヒトの脳――さらに心理学的特徴や行動の特徴――はモザイクであり、男性によく見られる特徴と女性によく見られる特徴があるだけなのだ。この結論は、一部の特徴がなぜ男女のどちらかに偏って見られるのかという難問とはまったく関係がない。この点について、次章で述べることにしよう。

第4章

生まれか育ちか

ＢＢＣのテレビ番組「トップ・ギア」〔イギリスで放映されている自動車専門の長寿番組〕のある回で、当時の司会者ジェレミー・クラークソンが四〇代の夫婦が試乗するスポーツカーに同乗し、二人にインタビューする場面を見たことがあった。試乗中、繊細でいかにも女らしく見えた妻が、その車のトランスミッション、排気量、その他の仕様について詳細に話した。彼女のすばらしい知識に耳を傾けていたクラークソンの態度がしだいに変わっていった。信じがたいと驚くような様子から、人の言葉をしゃべる馬を得意げに観客に披露する興行主のようになったのだ。

実際、男性はたいてい女性より自動車について詳しいし、車種などについても知っていることが多い。もし自動車の知識にかんする神経ネットワークを突き止めることができたなら、このネットワークに男女差を認めるかもしれない。その男女差は生来のものだろうか。それとも、これまでの人生で培ってきた自動車への平均的な興味を反映しているのだろうか。

この問いは脳のあらゆる性差につきまとう。それは生得的〔あらかじめプログラムされた遺伝要因）なのか。いや、これまでの経験によって獲得したもの（私たちがその中に生まれ出て暮らしてきた環境要因）なのか。これが、「生まれか育ちか（Nature vs. Nurture）」のジレンマだ。

　脳について考えるとき、私たちは身体のどの部位に比べても「生まれ」を重視する。たとえば、屋外で働く人は、平均すれば屋内のオフィスで働く人より肌が浅黒いだろう。肌は太陽光に当たると浅黒くなるものだからだ。だが私たちは、肌の浅黒い人が必ずしも屋外の仕事を好むとは考えないし、色白なことがオフィスでの仕事を好む理由になるとも思わない。ところが、私たちは脳にかんしては構造や機能の違いが行動の違いの原因だと考えがちで、じつはその反対である可能性を考えることはあまりない。

　興味深いことに、脳全体の大きさを除けば、新生児では女児と男児のあいだで脳の構造と機能にほとんど違いはない。脳の大きさは男児が平均して約六％大きいだけだ[※1]。ただし、このことはその後の人生においてヒトの脳に出現する性差があらかじめプログラムされていた可能性を排除するわけではない。思春期になるまで女性と男性の胸の形に違いはないことを考えればわかる。とはいえ、人生の後半になって脳にようやく現れる性差の少なくとも一部は、女性と男性のそれまでの経験の違いの影響を受けているかもしれない。

　私たちの脳は、配線が固定されていて変化のない機械とは違う。むしろ、きわめて柔軟で、一生を通じて変化する。このすばらしい脳の特性は可塑性《かそせい》として知られる。脳は私たちの行動を変えるが、私たちの行動もまた脳を変えるのだ。
あなたは、ロンドンのタクシー運転手の研究について聞いたことがあるだろうか。[※2] この研究では、運転手が長年にわたって無数の目的地への経路や通りの名前を覚えたことで、脳の海馬——空間認識能力に欠かせない神経構造体——の体積が増大したことがわかった。迷路のように込み入った市内の通りを自在に走行する必要に迫られて、運転手の脳は難しい空間経験に対処していったのだ。だが、これよりはるかに短い時間の経験でも、脳にははっきりとした変化が起きる。アメリカ国立精神衛生研究所の科学者による研究では、一群の成人に毎日一五分にわたって手の親指とその他の指を決められた順番でくり返しくっつけるよう依頼した。これを三週間続けただけで、この動きをするときに活性化する大脳皮質の部位が増大した。[※3]
私は、脳の体積が大きいことや活動が活発なことばかりがよい結果につながるという印象を与えたくはない。そこで、もう一つ別の研究をご紹介しよう。ワシントンDCにあるジョージタウン大学メディカルセンターの研究者らによるものだ。彼らは、子どもが読み書きに習熟してくると、読み書きのあいだに活性化する神経回路の一部の活性度が低下し、他の脳領域への依存度が上がることを発見した。[※4]
ここで、女性と男性（未成年と成人）が異なる経験をすることによって、脳が複雑な変化を遂げることを想像してみてほしい。人間社会では、女性と男性は生まれた瞬間から異なる取り扱いを受け、異なる行動を取ることを期待される。それを考えれば、脳のある特徴、認知力、行動に女性と男性で違いが見られるとき、それが生まれつきの（前もってプログラムされていた）ものであるか、経験や外的要因の結果であるかを見分けることは不可能だ。

女の赤ちゃんは、平均すると男の赤ちゃんより言語テストで好成績を上げる。これほど早期の段階で現れる優位性は、生得的な性差に違いないと思うかもしれない。だが、言語能力の発達にもっとも大きな要因の一つは、赤ちゃんに話しかけることであり、親は一般に男の赤ちゃんより女の赤ちゃんに話しかけることが多いという。では、女児の優れた言語能力が性別のためか、それともジェンダーによって異なる扱いを受けた結果なのかは、どうすれば知ることができるだろうか。

一般に「性別」と言うとき、生物学的な意味と社会的な意味の両義で使われることも多い。しかし、一九七〇年代以降、研究者は「性別（sex）」と「ジェンダー（gender）」を区別するようになった。性別は生殖器と一致する生物学的な特徴であり、ジェンダーは社会的文脈において観察される特徴だ。典型的に性別《セックス》に含まれるのは、遺伝的要因（一対のX染色体を持つか、X染色体とY染色体を一個ずつ持つか）と、性ホルモン（テストステロン、エストロゲン、プロゲステロンなど）である。

ジェンダーという概念は、もとは男女それぞれにふさわしいと見なされる特徴を指していた。

つまり、男らしさと女らしさである。ところが、ここ数十年でこの概念は拡大され、権力へのアクセスや他者との関係性など、人生の諸側面に影響する社会体制をも指すようになった。現代の西洋社会では、一般に男性が女性と比べて土地やお金などの資産をより多く保有し、立法機関において多数派を占め、より高い社会的地位を享受している。

　このジェンダーの現代的解釈を知ってから私は、フェミニストの学者が指摘するように、二つのジェンダー間の区別が恣意的でないとはもはや思えなくなった。男性と関連づけられた資質は支配層の特質（強さ、強固な意志、成功願望、競争心、攻撃性）であり、女性と関連づけられた資質は被支配層の特質（弱さ、優しさ、親切心、感受性、温かさ、共感、面倒見のよさ）だ。

　このジェンダー間の不平等をよく示すのが、広告である。一九七六年の著書『ジェンダーにもとづく広告（*Gender Advertisement*）』で、社会学者のアーヴィング・ゴフマンは広告が男性による支配と女性の従属をどう反映するかについて述べている。彼が分析した五〇〇例以上の写真入り広告で、男性に比べると女性は恥じらい気味に膝を曲げたり、身体や頭を傾《かし》げたりしている。この姿勢は「迎合、従属、譲歩の表れ」と解釈できるという。[※5]人と人の関係性を反映している広告では、男性が女性に指示を出していることが多く、画像の中で女性より高い位置にいることが多い。つまり、これは男性が高い社会的地位にあることを象徴している。ゴフマンは、こうした「見せ方」は女性と男性の「真の性質」を反映してはいないと言う。むしろ、これらの広告は「私たちの真の性質がどうあるべきか」を、文化がどう定義しているかを示しているのだという。[※6] ゴフマンの著書が世に出てから事情はいくらか変わったかもしれないが、彼の著書にもとづく二〇一〇年のドキュメンタリー映画『ジェンダーの掟（*The Codes of Gender*）』は、男性が支配的で女性が従属的な例は現在でも数知れずあることを教えてくれる。

　ジェンダーは私たちの行動のみならず、身体のさまざまな生理学的側面にも影響を与える。たとえば、筋肉量の平均的な性差は性別とジェンダーの双方に依存する。伝統的に、性別とジェンダーは肉体労働とトレーニングにおいて女性と男性に異なる規範を示してきた。大まかに言えば、男性は子どもも大人も強くて運動能力に優れ、重いものを持ち上げられるか、少なくとも持ち上げられるように見えることが望ましい。女性は子どもも大人も一般に性格のみならず外見も優しげであることが望まれるので、運動しすぎたら筋肉がつくことを心配する。

　性別そのもの[※7]の一部の側面、たとえば性ホルモンでさえ、ジェンダーの影響を受ける。[※8] 一例を挙げれば、テストステロンの血中濃度は一般に男らしさの生物学的な「指標」と考えられていて、複数の外的要因によって変化するが、これらの外的要因の一部はジェンダーとかかわりがある。一例として、競争――依然として男性には積極的な参加が望まれる一方で、女性には不参加が期待されている――によってテストステロンの血中濃度が変化することが知られる。[※9]

　また各種の文献を読んで、私はジェンダーが明らかに脳に影響を与えることを知った。たとえば、母親と父親では育児スタイルに違いがあると広く考えられている。だが、その違いは私たちの身体にあらかじめプログラムされているのだろうか。あるいは、社会の中で女性と男性に割り当てられた役割によって生じるのだろうか。二〇一四年、バル＝イラン大学のルース・フェルドマンが『米国科学アカデミー紀要』に論文を発表して広く注目を浴びた。フェルドマンらによれば、第一子を育てている異性愛カップルでは、父親と母親で脳活動のパターンがいくらか異なるのだが、興味深いことに、子育てで主導的な役割を果たしているゲイの父親では、異性愛カップルの父親と母親双方に類似する脳活動パターンを示したという。[※10] つまり、研究に参加した男性の脳は、少なくとも部分的に子育て上の役割（一般的にはジェンダーによって決まる）に影響を受けていたのである。

つまり、ジェンダーのかかわる経験によって脳は変わるが、このことは生物学的な性別によって同じ効果が生まれる可能性を排除するわけではない。いずれにしても、人生のより後期になってから現れる差異がジェンダーではなく性別によって生まれると証明するには、ジェンダーのない世界で育ち、人生をまっとうした女性と男性の脳を比較する必要がある。仮にそのような不可能にも思える実験を実行できたとして、その結果は何に役立つのだろうか。

もし識字を難しくする変異が発見されたなら、その変異を持つ子どもには読み書きを教えないようにするのか。いや、私たちはそれと正反対のことをするだろう。こうした子をより早期に発見し、その子が変異のために不利益を被らないように最大限の努力をするはずだ。だとすれば、なぜ性別の影響に対して異なる対応をするのか。仮に暴力的になりがちな脳の特質が発見され、この特徴が女児より男児に多いとわかれば、男児の暴力をある程度まで容認すべきだろうか。もちろん、そうではない。むしろ、この特質を持って生まれてきた子は、男女の別なく、この暴力的傾向を克服できるよう特別に支援すべきなのだ。暴力にかかわる生物学的要因がわかれば、そのような要因を持って生まれてきた子に対するよりよい対処法を見つけることができる。そして、その要因をけっして人を殺す言い訳にさせてはならないのだ。

残念ながら、現在行われている性差の由来にかかわる研究は、私たちの人生を改善しようという動機にもとづいているわけではないように思える。どちらかと言えば、昔も今も変わらず社会における男女格差を正当化したいという無意識の願望に根差しているようだ。

ここまでお読みになれば、「生まれか育ちか」のジレンマは解決が難しく、多くの人がこのジレンマに今も昔も相変わらず誤った動機――現行の社会秩序の維持――で取り組んでいるということをご理解いただけたと思う。いずれにしても、私はこの問題に心を煩《わずら》わせる必要はないと思っている。なぜなら、このジレンマはより重要な問い、すなわち脳に「女脳」と「男脳」の二つの類型があるのかという問いとは関連がないからである。

この問いに答えるには、脳内の種々の性差――その由来にかかわりなく――が積み重なって

「女脳」と「男脳」という二種の脳ができるのかどうかを確認しなくてはならない。いや、さらに重要な問いは、心理学的な特徴における男女差が積み重なって、二種類の人間ができ上がるのかどうかということだ。

Ⅱ

人間はモザイク

第5章

変化する脳

私の親友――リサと呼ぶことにしよう――には、私と同じく三人のお子さんがいる。「あの子たちは本当に女の子らしいの！」三人の子育て中、彼女はよくそう言ったものだ。長女のエラは、現在は哲学を学んでいて、愛情豊かで夢見がちな性格だという。まだ幼かったころ、何時間でも一人で静かに遊び、これから食べる野菜に向かってお話を聞かせていた。次女のオデリアは壊れた物なら何でも直すことができる。そして、生まれながらの世話好きだ。まだ保育園児だったとき、家に帰る時間になると年少の子のコートのボタンを留めてあげるなど面倒をよく見た。三女のアンドレアは幼いときはお転婆で、歩くようになる前から遊び場の滑り台をよじ登っていた。現在では、化粧品《コスメ》に詳しく、かわいい服を着るのが好きで、女優になりたいという。

リサは三人の娘を「典型的な女の子」と呼ぶが、それぞれの娘は違う意味で「女の子らしい」と言う。一方でリサは娘たちにはそれぞれ典型的に「男の子らしい」性質があることも知っていて、その性質も三人とも違うとも言う。つまり、リサの子どもたちは「女らしい」性質と「男らしい」性質の独自の組み合わせを持っているし、大半の人はそうだ。

　このように各人で違いがあるというのに、人を「女性」と「男性」という二つの類型に分けられるのだろうか。ほとんどの人は生殖器の形態にもとづいて男性と女性に分けることが可能だが、この区別は生殖器のみならず脳や人格にまでおよぶのだろうか。

　生殖器は外性器も内性器も、たいてい女性と男性で二つの明確な形態をとる。つまり、クリトリスかペニス、そして陰唇《いんしん》（女性の外陰部）か陰嚢《いんのう》から構成される。また、これらの器官はたいてい一人の人では一貫して現れる。ペニスがあれば、陰嚢など他の男性の生殖器が備わっているが膣《ちつ》はない。膣があれば、子宮など他の女性の生殖器が備わっているがペニスはない。

　ここで仮に、三〇分間ストレスを受けたら、陰唇が陰嚢に変わったり、陰嚢が陰唇に変わったりすると想像してみてほしい。あるいは、母親が妊娠中にストレスを受けると、女の赤ちゃんがクリトリスではなくペニスを持って生まれ、男の赤ちゃんがペニスではなくクリトリスを持って生まれてくることを想像してほしい。そのような世界では、陰唇は女性の器官、ペニスは男性の器官と区別されることはないだろう。これらの器官を男女どちらの子も持つ場合があるからだ。実のところ、生殖器について話すことは意味がない。というのも、もっとも一般的な二種の生殖器だけでなく、種々の組み合わせの生殖器を持つ人も数多くいるからである

（「もっとも一般的」と言ったのは、生殖器は二種以上存在するからだ――私たちのうち約一％が間性の生殖器を持つ。「間性《インターセックス》」と呼ばれるのは、男性や女性というカテゴリー分けに馴染まないからだ。けれども、大半の人は明白に男性か女性と区別できる生殖器を持つ）。

現実には、ヒトの生殖器はストレスによって変わることはない。母親が妊娠中にストレスを受けたり、お腹の子がストレス下に置かれたりしても、生殖器の形態は男性から女性へ、あるいはこの反対に反転することはない。ところが何と、脳の一部の特徴の「性別」はストレスによって反転する。

これが第1章でご紹介した驚くべき発見で、これを知って性別と脳にかんする私の考えが一変したのだった。この発見は二〇〇一年に『ジャーナル・オブ・ニューロサイエンス』誌に掲載された論文で、ラトガーズ大学のトレイシー・ショーズらによるラットの実験を報告したものだった。[※1] ショーズらの実験では、比較的短い時間のストレスによって一部の脳の特徴がオスからメスの形態に変わったり、その反対の変化をしたりすることがわかった。さらに、ストレスへの曝露《ばくろ》によって脳のさまざまな特徴にオスとメスで異なる影響があることもわかったという。

ショーズらは、海馬の錐体《すいたい》細胞について調べた。海馬には種々の機能があるが、なかでも記憶と空間認識に重要な働きをする。これらの錐体細胞は、細胞体の尖端と基底に「樹状突起」

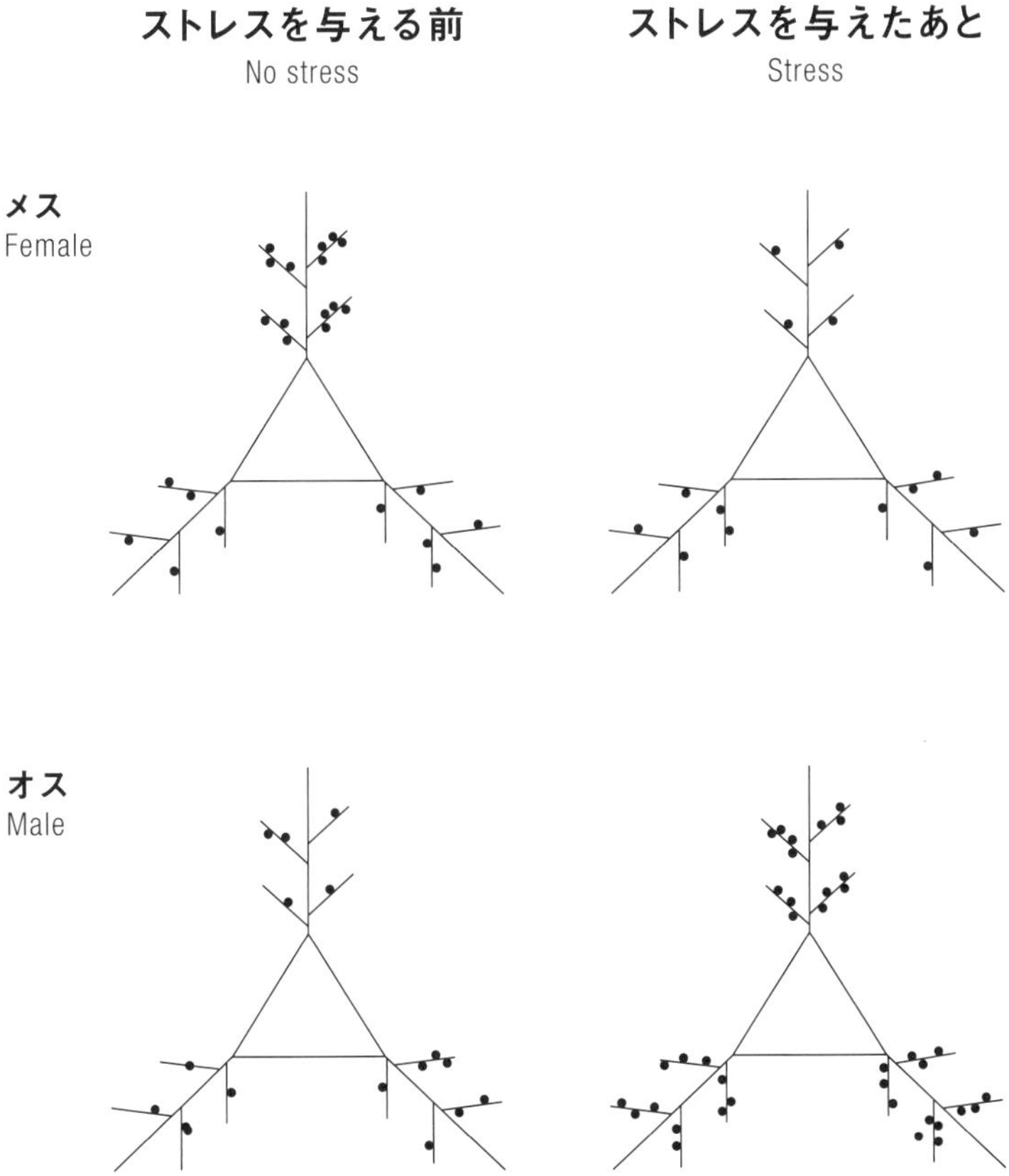

ラットの錐体細胞のイラスト。細胞体（大きな三角形）、尖端樹状突起（細胞体の頂点から延びる線）と基底樹状突起（細胞体の底辺から延びる線）、スパイン（樹状突起についた黒丸）を示す。性別（メス／オス）と30分間のストレスの組み合わせによって、ストレスを与える前のメス、ストレスを与えたあとのメスとストレスを与える前のオス、ストレスを与えたあとのオス、という3種のニューロンが生まれることを示す。※2

と呼ばれる繊細な突起を有する。研究者たちは、メスのラットの尖端樹状突起が、オスのラットより多くの樹状突起棘《きょく》——他の神経細胞から情報を受け取る微小な棘《とげ》状の突起（スパイン）——を持つことに気づいた。ところが、ラットに三〇分にわたってストレスを与えて二四時間後に脳を調べると、驚くべき発見があった。

尖端樹状突起の「性別」はストレスの影響によって変化した。オスの尖端樹状突起ではスパインが増え、ストレスを受ける前のメスと同じ密度になった。これに対して、メスの尖端樹状突起ではストレス後にスパインがまばらになり、ストレスを受ける前のオスとまったく同じ形態になった。

基底樹状突起——細胞体の底辺から伸びる——もストレスに反応したが、反応は尖端樹状突起と異なっていた。ラットは実験室でストレスのないのんびりした状態に置かれている限り、この部位の特徴に雌雄差はなかった。ところが、三〇分のストレスを与えると、オスの基底樹状突起についたスパインが増える一方で、メスの基底樹状突起についたスパインには変化が起きなかった。つまり、ストレスへの曝露によって、それ以前には存在しなかった性差が生じたことになる。

私は、ニューロンがストレスに対して異なる反応をしたことにはまったく驚かなかった。これも第4章で述べた脳の可塑性——経験に応じて変化する脳の能力——の一例なのだ。むしろ、私が驚いたのはストレスの有無によってニューロンの形態に大きな性差が現れることだった。

　ラトガーズ大学の研究について講演するとき、私は聴衆に冗談めいて次のように語りかけることがある。講演会場に来る途中でひどい渋滞で大きなストレスを受け、到着してトイレに立ち寄ったら私のクリトリスがペニスに変わっていたと想像してください、と。笑う人もいるが、ショックを受ける人もいる。しかし、こう想像することによって、脳と生殖器の違いは間違いなく聴衆に伝わる。

　ラトガーズ大学の研究は、性別の何がニューロンに影響を与えるのかについては教えてくれない。だが、何かが影響を与えているのはたしかだ。それはメスのニューロンのＸＸ染色体とオスのニューロンのＸＹ染色体、テストステロンなどの性ホルモンの濃度、他種のホルモンや変量の性差、あるいはこうした要因の組み合わせかもしれない[※3]。いずれにしても、ラトガーズ大学の研究者は、性別が脳の特徴にどのような影響を与えるかは、性別以外の要因に依存することを示してくれた。つまり、オスとメスのラットでは、ストレスの有無に応じてニューロンが異なる影響を受けたのだ。

　これと同じくらい驚きなのが、ストレスによってニューロン全体が「オス」の形態から「メス」の形態に「反転」したり、その逆の反転をしたりすることがなかった点にある。というより、性別とストレスの相互作用によってニューロンの一部の特徴に三種の形態が生まれたのだ。

すなわち、尖端樹状突起と基底樹状突起につくスパインがまばらなニューロン（ストレスを受けたメスとストレスを受けなかったオス）、尖端樹状突起と基底樹状突起につくスパインが多いニューロン（ストレスを受けたオス）、尖端樹状突起につくスパインが多く、基底樹状突起につくスパインが少ないニューロン（ストレスを受けなかったメス）である。

言い換えれば、ラットに三〇分のストレスを与えるという簡単な操作によって、単一の神経学的特徴の「性別」を変えただけでなく、明確に「オス」と「メス」に分類できない三パターンのスパイン密度をつくり出したのだ。

ショーズらは別の追跡実験も行った。この実験では、ストレスによって、性別が脳機能——より正確に言えば学習——に与える影響も反転することがわかった。[※4] 実験室の通常の条件下では、メスのラットは音に対する「瞬目《しゅんもく》反射条件づけ」（聴覚刺激や視覚刺激によってまばたきを学習させるパブロフ型条件づけ）を学ぶのがオスのラットより速かった。ところが、二〇分のストレスでこの性差が反転した。オスがストレスを受けていないメスより応答が速くなり、メスはストレスを受けていないオスと同様に応答速度が遅くなった。

私はこれらの発見にすっかり心を奪われ、これらの発見が例外なのか普遍的なのかを確かめたくなった。そこで、同様の知見にいたった研究を探し始めた。

そうした例はすぐに見つかった。私が知る限りにおいて、この種の発見を最初に報告したのはイリノイ大学のジャニス・ジュラスカで、それは一九八五年というかなり昔のことだ。[5]

種々の条件下で性別が脳に与える影響が変化した事例の報告を次々と読んでいたとき、性別と脳について考える場合に、人の脳裏に浮かんでいる身体器官は生殖器であると私は気づいた。私たちがあらゆる意味で性別と関連づけている身体部位は生殖器なのだ。それゆえに、生殖器が鋳型《いがた》となって、性別が身体の他の部位にかんしても同様の影響を与えるという認識を強固なものにしたのだろう。同時に私は、生殖器にかかわる原則は脳には当てはまらないことにも気づいた。[6]

すでに私が本書で述べた脳と生殖器の主要な違いを考えてみよう。内性器や外性器を含めた生殖器は、いずれも、かならずオスかメスという二つの類型の一方を取る。これに対して、さきほど見たように、脳のたった一個のニューロンでも少なくとも三種の形態を取ることができ、このことは脳領域全体についても言える。

メリーランド大学のマーガレット・マッカーシーは、ラットでは、長期にわたってストレスを受けると、海馬の特定の特徴――カンナビノイド（哺乳類や大麻が産生する一種の化学成分）受容体の密度――の「性別」が変わることを示した。[7] ストレスにさらされずに普通に暮らしているラットでは、オスはたいてい海馬全体においてこれらの受容体の数が多く、メスは比較的少ない。この事実はあまりに簡単な区別であるため、海馬のカンナビノイド受容体の「オス」と

「メス」のパターンだと言いたくなる。ところが、ここにストレスが絡むと、簡単にはほど遠い結果となる。

マッカーシーらは、ラットに軽いストレスを三週間与えると、海馬の上部の性差が反転することを突き止めた。オスのラットがカンナビノイド受容体の低密度という「メス」のパターンを示し、メスのラットは高密度という「オス」のパターンを示すようになるのだ。同じストレスで海馬の下部では異なる結果が得られた。オスではカンナビノイド受容体の密度が下がったが、メスではそのような変化は現れなかった。つまり、ストレスへの曝露が既存の性差を消し去ったかに見えるのだ。曝露後のラットはオスもメスも、この脳領域におけるカンナビノイド受容体の低密度という「メス」のパターンを示す。結果として、海馬のカンナビノイド受容体の密度には少なくとも三種の形態があることになる。それぞれの形態は、海馬の上部と下部における「オス」と「メス」の受容体パターンの異なる組み合わせになるのだ。

今、あなたは自問しているかもしれない。オスとメスそれぞれに特有の特徴を反転し、つくり出し、消し去ることがこれほど簡単なのであれば、脳の各領域の性別を語ることに意味があるのだろうか、と。私自身も、脳の特徴の性別について語ることは無意味だと確信した。

女性と男性の脳のあいだでもっとも大きく、もっとも頻繁に指摘される差異について考えてみよう。それは視床下部の中継核と呼ばれる、脳の奥深くにあるニューロン集団である[※8]。この神経核は男性で女性の二倍の大きさがあるが、これは中年に差しかかるまでの話である。中年になると、男性のこの神経核は縮み始め、やがて典型的な女性と同じになる。もう一個別の神経核（「分界条床核《ぶんかいじょうしょうかく》」という舌を噛みそうな名前だ）もまた男性で大きいとされるが、こちらの性差は成人になってから現れる。※9では、これらの神経核の「真」の男性の形態は、小児、若年成人、老人に典型的なもののうちどれなのだろう。

　つまり、脳の特徴を「男性的」あるいは「女性的」と呼ぶより、密／疎、長／短、大／小など、より情報量の多い名称で呼ぶ方がわかりやすくないだろうか。私は性別が重要ではないと言っているのではない。もちろん、性別は重要だ。それはこれまでに述べた事例が証明している。もっとも、そのことは脳の特定の特徴や脳そのものを性別で振り分けられることを意味していない。

　脳にかんして言えば、生殖器でおなじみの論理が少なくとも三つの点において破綻するのは明白だ。第一に、ヒトの生殖器はたいてい一生を通じてその形態が変わらないが、ヒトの脳はそうではない。第二に、生殖器はかならずと言っていいほど女性と男性という二つの明確に異なる形態の一方を取る。ところが、脳は二つを超える形態を取りうる。第三に、生殖器は一つのグループを形成している。すなわち大半の人が男性または女性の生殖器のみを持つ。これに対して、大半の脳は女性的な特徴と男性的な特徴から構成されるモザイクなのである。

もし私たちが生殖器と同様の用語で脳を呼び続けるならば、いずれ脳は男性的でも女性的でもない――間性だ――と結論づけるしかなくなるだろう。生殖器が間性と呼ばれるのは、少なくとも一つの生殖器の形態が典型的な女性と典型的な男性の中間にある場合や、両性の生殖器を同時に有する場合である。すでに述べたように、間性の生殖器を持つ人は稀だ。しかし、あえて脳に性別を与えるとすれば、大多数の人は間性に分類されるだろう。

第6章　性別がすべてではない

生殖器の形態を決定するのに支配的な役割を果たすのは性別《セックス》だが、脳の場合には性別は種々の決定要因の一つに過ぎない。前章で見たように、ストレスもまた一つの要因だ。ストレスは脳に重要な影響をおよぼすことから、多くの研究がなされている。たとえば、ストレスは脳の病理にかかわることが知られる。とはいえ、脳の特徴の形成にあたっては、生活環境、幼少期の生育条件、医薬品など外的要因の影響[※1]も多くの他の要因と相互作用する。

ストレスの場合と同じく、こうした外的要因は脳のさまざまな特徴の性差に対して異なる影響を与えるかもしれない。ジャニス・ジュラスカ（第5章を参照のこと）は、極端に異なる環境で育ったラットの脳に同じ性差が生じるかどうかを調べた。第一群のラットは、一匹ごとに標準的なケージに入れられた（単独飼育）。第二群のラットは、他の同性のラットと一緒のケージに入れられ（集団飼育）、ケージの中に置く物は毎日取り替えられた。[※2] ジュラスカらは、大脳皮質の数領域、海馬、そして左右の脳半球をつなぐ交連線維《こうれんせんい》の太い束（脳梁《のうりょう》）など認知機能にかかわる脳領域に注目した。その結果、樹状突起がオスとメスのどちらのラットで長くなるか、また少しでも性差が認められるかどうかは、環境に左右されることがわかった。一例を挙げれば、孤独な環境で育てられたラットでは、視覚野の樹状突起（ニューロンが持つ樹状の延長部）は第Ⅳ層（視覚野は他の大脳皮質と同じく層状をなしている）では雌雄の別なく同じ長さだったが、第Ⅲ層ではオスよりメスが長かった。これに対して、複雑な環境で育てられたラットの場合は、第Ⅲ層の性差が逆転し（樹状突起はメスよりオスが長かった）、第Ⅳ層に性差が生じた（オスの樹状突起がメスより長かった）。

同様に、医薬品も種々の脳機能の性差に異なる影響を与える可能性があり、そうした影響は行動に現れるだろう。私の研究室で行われたある実験では、我がチームはフルオキセチン（抗うつ剤として用いられる選択的セロトニン再取り込み阻害薬）——妊娠中もしくは授乳期の女性が服用することが多い——が子ラットに与える効果を調べた。[※3] フルオキセチンは成体ラットに投与すると行動に影響を与えることが知られる。私たちの実験では、一週齢の子ラットにフルオキセチンを投与し、三か月後に成体となったときにその行動を対照群と比較した。

その結果、生後早期にフルオキセチンを投与されると、オスとメスで異なる行動変化が起きることが突き止められた。メスではうつ行動が増えたが、オスでは減った。このことは、フルオキセチンの投与によって対照群に見られる性差が反転したことを意味する（対照群ではオスの方がメスよりうつ行動が多かった）。言い換えれば、ある環境ではメスに典型的に見られる行動が、別の環境ではオスに典型的に見られるようになり、これと反対の変化も起きるということだ。また、メスでは不安様行動が対照群のオスと同程度にまで増えた一方で、オスでは変化は見られなかった。つまり、性差が消え去ったことになる（この場合も、対照群のオスは対照群のメスより不安様行動が多かった）。

したがって、性別、ストレス、医薬品、年齢、その他多くの要因が脳の構造と機能の諸側面を決定するのだ。前章では、ある時点における単一の事象が脳のわずか二つの特徴——「尖端」樹状突起と「基底」樹状突起のスパインの密度、そして海馬の上部と下部におけるカンビノイド受容体の密度——に与える影響について考えた。その結果、三つの形態を持つ脳細胞や脳領域があることがわかった。こうした例に、多様な脳細胞と脳領域の種類の数、さらに数々の神経伝達物質と受容体の種類の数を掛け合わせてみよう。最後に、その結果に私たち一人ひとりが受胎の瞬間から経験してきた膨大なできごとの数を掛け合わせる。そうすれば、脳が一貫して「男脳」または「女脳」であると想像することがいかに難しいかが実感できるだろう。

性別は脳に影響をおよぼすが、「真の」男脳や女脳というものは存在しないと私が主張するのはまさしくこの理由からだ。脳の真の性質は、その形態がきわめて変化しやすい点にある。そして、この変化のしやすさは、胎児のときから一生を通じて、性別を含めた複数の要因の相互作用によってつくり上げられるのだ。

　では、よく引き合いに出されるテストステロンについてはどうなのだろう。子宮内にいるときから、テストステロンが男性の胎児の脳に影響をおよぼし、女脳から男脳に変えるのではなかったか。

　テストステロンの分泌が男性の胎児の脳に作用するのは本当だ。だが、話はこれで終わらない。もし脳の特徴の「性別」を決定する要因がテストステロンのみであって、単一の機序によって脳のあらゆる特徴に作用するのであれば、テストステロン濃度が高いと脳全体が一貫して男性的になり、低ければ一貫して女性的になるだろう。このホルモンの濃度が中間なら、脳の特徴は一貫して男性と女性の中間になる。そしてテストステロンに対する曝露の程度に応じて、脳は女性から男性への連続体《スペクトル》のどこかに位置するようになるはずだ。しかし現実には、このような推測はいずれも科学者によるこれまでの観察と相容れない。

　テストステロンは脳の特徴の決定に重要な役割を果たすとはいえ、エストロゲンなど他のホルモンもまた脳に影響をおよぼす。ジャニス・ジュラスカの研究室で行われたある実験では、オスのラットと比べて、メスのラットは前頭前野の上層部にある、グリア細胞として知られる脳細胞の数が少ないが、これは卵巣がある場合のみだ[※4]。卵巣を除去したメスのラットでは、この領域のグリア細胞の数がオスのラットと同じになる。他方で、去勢したオスではこの細胞数に変化はなかった。この結果を見ると、正常なラットにおける脳のグリア細胞の性差は、精巣に由来するテストステロンや他の物質がオスの脳に働きかけた結果というより、卵巣ホルモンがメスの卵巣に働きかけた結果であることを示している。

　つまり、脳の構造に影響をおよぼす性ホルモンは、テストステロンだけでなく多様であることになる。マーガレット・マッカーシーや他の研究者たちの綿密な研究によれば、これらのホルモンは複数の機序によって脳に作用し、さまざまな組織に異なる影響をおよぼすと思われ、すでに見てきたように、異なる条件下では正反対の効果を生むこともあるという[※5]。

　では、テストステロンと男性の胎児について一つの要因――ストレス――のみ考慮したらどうなるだろうか。長期にわたる妊娠期間中、胎児の母親はときにはストレスを感じる。そのとき、胎児の脳内で一部の特徴の「性別」が変わる。すると男児が生まれたとき、その子の脳はすでに「男性的」な特徴と「女性的」な特徴のモザイクを形成していることになる。このモザイクは彼だけのもので、彼の遺伝子、ホルモン、育った子宮内の環境によって形成されたのだ。同じことは女性の胎児についても言える。女性の胎児の脳もまた遺伝子、ホルモン、環境の複雑な相互作用によって形成されるので、女の赤ちゃんは「女性的」な特徴と「男性的」な特徴の、その子だけのモザイクを持つ脳を持って生まれてくる。

　私の研究について知った人の中には、ときおり私が脳に性差がないと主張していると誤解する人がいる。本書をここまでお読みになった読者なら、明らかにそうではないとご理解いただけたものと期待している。性別は脳に影響を与え、女性と男性では多くの特徴において平均的な差異がある。しかしいずれにしても、性別と他の多くの要因との相互作用によって、性別――男性もしくは女性であること――の効果は、どの人の脳においてもその人独自の組み合わせで作用している。

　性差が各人の脳内で一貫してそろうという考えは、女性と男性の脳を自動車の車種と同じように見ることに等しい。異なるモデルの車は、エンジン、車体、座席、その他の多くの点で互いに異なる。これらの差異には小さいものもあるだろうが、すべてを足し合わせればまったく別の自動車になる。これが、カリフォルニア大学アーヴァイン校の神経科学者ラリー・カーヒルが好んで使う例え話《アナロジー》だ。彼は『セレブラム』誌〔米ダナ財団が季刊で発行する神経科学雑誌〕に寄稿した記事で次のように述べている。「個別の機能の解析にもとづいて確実な性差は存在しないと主張するのは、フロントガラス、タイヤ、ピストン、ブレーキなどを慎重に調べ上げ、ボルボとコルベットに大差はないと言うようなものだ[※6]」

　だが、いろいろな自動車が異なる条件下で変化するとしたらどうだろう。それぞれの自動車はその一台だけに独自の組み合わせの部品を持つようになる。となれば、自動車を車種に分類する意味が失われてしまう。私と同僚たちは、カーヒルの『セレブラム』誌の記事に対して次のように答えた。「もしボルボのエンジンがある条件ではパワフルなコルベットのように変わり、たまたまそのような社会的必要が生じてコルベットのトランクがもっと広くなったら、あなたはその車のフロントガラス、タイヤ、ピストン、ブレーキなどをボルボやコルベットのものだと言うのだろうか。あるいは、特定の社会状況や一部の国々ではボルボのピストンがコルベットのものと大きく異なるが、他の国々では同じだったらどうだろう」[※7]。こうしたことが実際の自動車部品には起こりえないのは明らかだ。私たちの生殖器についても同じだ。ところが、すでに見てきたように、脳には起きるのだ。

当初、私はラットを対象にした数十篇の研究結果を読み、それにもとづいて性別と脳にかんすることの結論を導き出したのだった。けれども、それらの研究結果はそれぞれ脳の一部の特徴のみに注目していたため、オスとメスが入り混じるモザイクが脳全体に見られるのかどうか知りたくなった。何より、ヒトの脳一般に当てはまるのかどうかを何としても確かめたくなった。

第7章
脳のモザイク

まだ子どものころ、家族で週末にドライブに出かけたときに砂漠から抜け出せなくなったことがあった。車のエンジンのパイプが水漏れを起こしたのだった。父がみなにガムを噛ませ、それを水漏れしているパイプに貼りつけて故障を直した。父の車の知識に感動した私は、運転免許を取得してからの数か月、近所の自動車修理工場で週一日、午前中だけボランティアをしていた。エンジンオイルを交換したり、ピストンのタイミングを調整したりした。困ったときに自分で車を直せるようになるためだった。それがあまりに楽しかったため、しばらくして大学の入学願書を出すときに機械工学を専攻しようかという考えが頭をかすめた。大学が始まる前にアメリカに滞在していたときは、ニューヨーク市にある大手のモデル事務所のオーディションに合格し、しばらくファッションモデルの道を歩もうかとも考えた。けっきょく、自動車工にもモデルにもならず、医学の道を選び、のちに神経科学に路線変更した。若いころの経験を思い返すと、脳の中に「女性的」な特徴と「男性的」な特徴が混在していることに興味を持つようになるずっと前から、私自身の「女らしい」興味と「男らしい」興味の組み合わせがすでに自分の中にあったことに気づく。

このテーマの研究に取り組むと決めたとき、私はヒトの脳を調べるもっとも一般的な手法の一つである磁気共鳴画像法（ＭＲＩ）が最適だと考えた。ＭＲＩによるスキャン画像は、脳全体の構造にかんする情報を与えてくれるからだ。

私の計画は、最大級の男女差を示す脳の特徴を同定し、各特徴の「女性的」な範囲と「男性的」な範囲を定義し、どれほど多くの脳で「女性的」あるいは「男性的」な特徴がそろうか、どれほどの脳が「女性的」な特徴と「男性的」な特徴の両方を備えているかを探り出すことを目的としていた。私はテルアビブ大学の構造イメージング専門家ヤニフ・アサフに計画に参加してもらえるよう依頼した。学生チームと一緒に、私たちは二八一名のイスラエル人男女の脳にかんする既存データを入手し、一一六個の灰白質領域の体積を計量した。[※1]

男女には平均して多くの差異が認められたが、女性と男性で体積が重複する灰白質領域がきわめて多く、差異がもっとも大きい領域についてすら「女性的」あるいは「男性的」な体積を定義することは不可能だった。そこで、データを「女性的」な体積と「男性的」な体積の二タイプに分けるのではなく、三つに区分した。すなわち、男性より女性によく見られる体積スコアの範囲を「際立って女性的」、女性より男性によく見られるスコアの範囲を「際立って男性

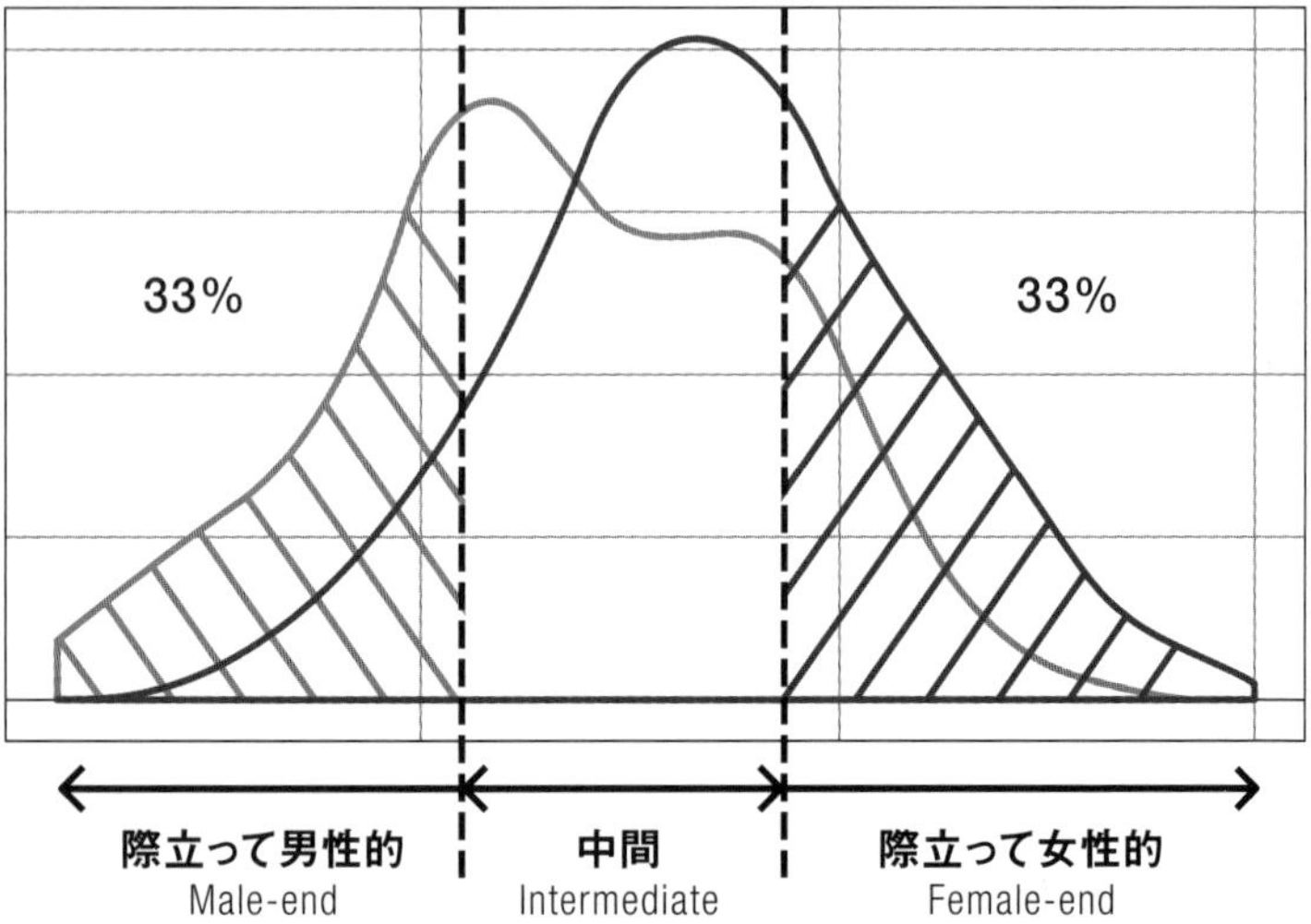

男性（薄い灰色）と女性（濃い灰色）における左半球の海馬の灰白質体積の分布。この図の場合は「際立って男性的」と区分されるのは体積が小さい方から33%のスコア、「際立って女性的」と区分されるのは体積が大きい方から33%のスコアとなる。※2

的」とし、これらの二区分のあいだのスコアの範囲を「中間」と呼ぶことにした（あいだに区分されるスコアは男女で同程度に認められた）。たとえば、ある灰白質領域が平均して女性で大きい場合、大きい方から三分の一の範囲のスコアを「際立って女性的」とし、小さい方から三分の一の範囲のスコアを「際立って男性的」とし、あいだのスコアは「中間」とした。

次に、男女差の大きい方から一〇個の灰白質領域を選んだ。これらの差異の由来（つまり、生まれか育ちか）は問わなかった。大きな男女差のある一〇個の領域を機械的に選び、二八一個の脳を改めて一つひとつ見たときに、これらの一〇個の灰白質領域のうちいくつが「際立って女性的」、「際立って男性的」、「中間」に入るかを調べた。

　ラットの脳で「女性的」および「男性的」な特徴が混在しているのを知っていただけに、私は少なくともヒトの脳のいくつかは「際立って男性的」および「際立って女性的」な特徴をあわせ持つモザイクになるだろうと予想してはいた。ところが、ヒトの脳スキャンデータを解析すると、得られた結果は予想をはるかに超えていた。二八一個の脳のうち、一〇個の領域のスコアがすべて「際立って女性的」または「際立って男性的」にそろった脳はわずかに七個——約二％——で、別の四％ほどの脳ではスコアがすべて「中間」に分布していた。残りの脳では、各領域は「中間」、「際立って女性的」、「際立って男性的」の三区分に分散していた。どの脳もそれぞれに独自の組み合わせを持っていたが、驚くべきことにその三分の一ほどの脳が両極端なスコア（「際立って女性的」なスコアと「際立って男性的」なスコア）の両方を備えていた。つまり、これらの脳は一部の特徴について性別に「適合する」領域を持つと同時に、性別と極端に「適合しない」領域をそれぞれ少なくとも一つ備えていたのである。

　私は期待通りの結果が得られたことを嬉しく思ったが、もしこれらの結果がある特定の脳集団にのみ当てはまるのだったらどうだろう。私たちはこれらの結果がより多くの脳サンプルに当てはまり、他のＭＲＩ手法や画像解析手法でも同じ結果になるかどうかを調べたかった。そこでライプチヒのマックス・プランク認知神経科学研究所とチューリヒ大学の神経科学者とタッグを組み、三つの別のデータセットの脳についてそのＭＲＩスキャン画像の解析を行った。全部で一四〇〇以上の脳を調べた。灰白質（ニューロンがある部位）の体積だけでなく、白質（ニューロンをつなぐ配線のある部位）の体積も調べた。

性差の大きい脳領域はイスラエルのデータと国際的なデータとで異なっていた。これは予想されていたことで、地域が異なれば生活環境が異なり、それが性差に影響するからだ。だが、どの脳領域の性差が大きいかにかかわらず、すべての解析結果で同じパターンが認められた。「際立って女性的」な特徴もしくは「際立って男性的」な特徴のみを示す脳の人は少なく、データセットによって一～八％いた。他方で、自己の性別に「適合する」特徴と「適合しない」特徴の両方を持つ脳の人は、データセットによって二三～五三％いた。しかも後者のグループでは、一部の女性は「際立って女性的」な特徴より「際立って男性的」な特徴をより多く持ち、一部の男性は「際立って男性的」な特徴より「際立って女性的」な特徴をより多く持っていた。

さらに、私たちはやはりＭＲＩを使って脳の配線――灰白質内の領域どうしをつなぐ配線――の強度を調べた。女性と男性では脳の「配線」が異なるとよく言われる。一般人だけでなく、科学者にもそう主張する人がいる。

一例として、二〇一四年に『米国科学アカデミー紀要』に発表されたある論文によれば、ペンシルベニア大学の研究者グループが九四九人の若い男女の脳をスキャンした結果、男性では各半球内の配線の平均強度が強い反面、女性では両半球間の平均強度が強かった[※3]。彼らは平均強度は各脳内で一貫してそろうと考えたため、この知見は二種の配線、つまり男性的な配線と女性的な配線があることを示唆すると結論づけた。チームの一人はさらに踏み込んだ結論を出し、英『ガーディアン』紙で次のように述べた。「いちばん驚いたのは、これらの知見が古くからの固定観念《ステレオタイプ》をどれほど裏づけているかにあった。つまり、男性の脳は明らかに知覚と組織的な行動の配線が強く、女性の脳は社会的能力と記憶の配線が強いのでマルチタスクに向くようだった[※4]」

　私たちは、脳の配線に男女差が認められるという主張を検証することにした。このため、脳内の四〇〇〇を超える配線を調べ、ペンシルベニア大学の研究者と同様に、一部の配線で平均強度に男女差を認めた。だが、私たちはさらに検証を進めた。個々の脳を調べ、それらの男女差を示す要素が個々の脳内で一貫してそろうかどうかを確認したのだ。前回の解析でしたように、男女差が大きい方から配線を選んでこれに注目した。選ばれた配線は七個だった。

　その結果、ほぼすべての脳で、配線強度はパッチワークの状態であることがわかった。調べた脳のごく一部――〇・七％――で、七個すべての配線強度が「中間」領域に入ったものの、七個すべての配線強度が「際立って男性的」または「際立って女性的」な人は一人もいなかった。他方で、際立って男性的な配線と際立って女性的な配線をあわせ持つ脳の割合は全体の四八％とかなり高かった。このように特徴が混在しているため、二種の配線、つまり女性の配線と男性の配線とに二分して語ることは不可能だった。というより、女性、男性を問わず配線の特徴が混在している状態が普通であって、その中に女性によく見られる強度の配線もあれば、男性によく見られる強度の配線もあり、男女双方によく見られる強度の配線もあるのだった。

研究の締めくくりに、私たちは脳全体を綿密に調べ上げ、その結果を色分けした。男女それぞれの脳の灰白質について、一一六個の灰白質領域の体積スコアを二つの表にまとめた。表にはスコアを数字ではなく、一連の濃色から淡色へのカラースケール（緑－白－黄色）で示した。スケールは個々の脳の各領域の体積を、他のすべての脳におけるこの領域の平均体積に対する比率で示している。他のすべての脳と、同じ領域を比較したときにその領域が大きければ緑で示し（濃い緑ほど領域が大きいことを示す）、小さければ黄色で示した（濃い黄色ほど領域が小さいことを示す）。中間の大きさの領域は白で示した。各行が一人の脳に対応し、各列が異なる脳領域に対応する。

こうして得られた表――本書の口絵の図Bに示した――を見たとき、私たちの目に映ったのは紛れもなくモザイクだった。全体を見れば、女性の表には緑が多く、男性の表には黄色が多い。これは、女性の脳では脳全体の体積に対する灰白質の割合が平均して男性より大きいからである。しかし、大多数の脳はすべての領域が緑ではなく、すべて黄色でも、すべて白でもなかった。より正確に言うならば、脳は緑の領域（比較的大きい）、黄色の領域（比較的小さい）、白の領域（中間の大きさ）の組み合わせからなるモザイクだったのだ。

二〇一五年一二月一五日、私たちは『米国科学アカデミー紀要』でこの結果を次のように報告した。「大半の脳はそれぞれ男性的な特徴と女性的な特徴の独自の《モザイク》から成る。これらの特徴には、男性より女性に多いもの、女性より男性に多いもの、女性と男性双方に見られるものがある[※5]」

私は、自分たちの知見が脳の構造や配線に性差を発見した多くの研究と矛盾するのではないかとよく尋ねられる。私は、矛盾しないと答える。

他の多くの研究と同じように、私たちの研究でも脳の構造や配線に平均的な性差を認めた。だが過去の研究で、これらの性差を示す要素が各人の脳で一貫して認められるかどうかを調べた例はない。私たちは大きな性差に注目し、それらの性差が個々の脳内で一貫してそろうかどうかを調べた。私たちの研究の新しさは、グループレベルにおける差異にとらわれず、これらの差異が個々の脳内で一貫してそろうことで二種の脳が生まれるわけではないと示した点にある。[※6]

これは矛盾して聞こえるかもしれない。女性と男性で脳構造に違いがあるというのに、なぜ女脳と男脳は存在しないのかと思うだろう。この一見して逆説的に聞こえる結論をいちばん明快に示してくれるのが、今述べた研究結果と口絵の図Bに示した表だ。もう一度、その表を見てほしい。グループレベルで男女間に違いがあることに気づくのに統計に詳しい必要はない。それでも、脳は二つの類型（緑と黄色）に分けられないし、複数の形態に分かれていて、それぞれが異なる濃さの緑と黄色から成り、ところどころに白が混じっているモザイクであると気づくだろう。

したがって、ヒトの脳は女性的でも男性的でもないと結論づけることができる。それは女性的な特徴と、男性的な特徴から成る唯一無二のモザイクなのだ。しかも、モザイクは一生を通じて変化し続け、そのパターンは万華鏡の色付きピースのように融通《ゆうずう》無碍《むげ》に変化するのである。

第8章
現れては消えるわけ

モザイクの概念によれば、脳の性差がチェシャ猫〔『不思議の国のアリス』に登場する架空の猫〕のように現れては消えるわけが説明できる。性差はある研究ではその存在が指摘されるのに、別の研究ではまったく姿を現さないことがある。次の例を考えてみよう。ある料理人が、うどん、中華麺、タリアテッレ、ヴァーミチェリ、蕎麦などたくさんの種類の麺の入ったスープを用意した。彼はそのスープを二つの大鍋に注いだ。このスープはいわばヒトの集団で、異なるタイプの麺は個々のヒトの脳である。このキッチンにスープの専門家がたまたま入ってきて、二個の鍋には種類の違うスープが入っていると思う。両方の鍋からお玉でスープをすくい、それぞれのサンプルに含まれる麺を比較して二種のスープの違いを決定しようとする。どちらも同じスープだと気づかない専門家たちは、スープをすくうたびに異なるサンプルに出くわす。答えが矛盾するのも道理なのだ。

脳の性差の研究でもこれと似たようなことが起きている。ある研究が女性と男性の差異を

（とくに脳機能に）見つけるたびに、少なくとも一つの追跡調査で同じ脳領域内の脳活動に性差を見つけられないということがよくある。第3章で触れた言語処理における男女差の例がまさにそうであり、こうした矛盾する結果は例外とは言い難い。実際、脳機能の性差の研究でもっとも一貫した知見は、結論が一致しないということだ。

男女が心的回転《メンタルローテーション》〔物体を心の中で回転させる認知機能を検査するタスク〕をするあいだの脳活動を比較したいくつかの研究で、やはりこうした矛盾する結果が得られた。このタスクでは、被験者は一般に三次元の物体を見せられ、似たような複数の物体と比較し、回転させるとどの物体が元の物体と同じになるかを答えるよう指示される。このタスクでは、平均すると男性のほうが女性よりよい成績を取る。

二〇〇二年にドイツの科学者が行った研究では、心的回転をしている男性は前頭葉の一部の領域での脳活動が女性より活発だった。他方で、同じタスクをした女性は頭頂葉と側頭葉の一部の領域における脳活動が男性より活発だった。[※1] ところが、一年後に行われた別の研究では一部で異なる結果になった。オーストリアの研究者は、ドイツの研究において活発な脳活動が見られた女性の頭頂葉の領域は、左右いずれの半球でも男性の方がより活発な脳活動をすることを発見した。[※2] 二〇〇六年にノルウェーで行われた三番目の研究では、オーストリアと同じ頭頂葉の領域が男性の右半球で女性より活発な脳活動を示したが、左半球ではオーストリアの結果と食い違っていた。[※3] 同年にイギリスで行われた四番目の研究では、心的回転をしているときの女性と男性の脳活動にまったく差異を認めなかった。[※4] 二〇一〇年にスペインで行われた五番目の研究では、このタスクによって前頭葉、頭頂葉、後頭葉に脳活動が見られたが、男女差が認められたのは後頭葉の二領域のみだった。[※5] まるでチェシャ猫だ。この事例では何匹もいるらしい。

心的回転は――多くの他の認知機能と同じく――脳内の異なる部位の神経領域網全体を動員することを必要とする。ある研究が特定の認知機能についてこれらの領域の一部に性差を認めたが、別の研究がこの神経網の別の領域に性差を認めたとすれば（心的回転の場合がそうだ）、これらの研究はこのタスクにおける脳活動に性差があるという結論を相互に補完したと結論づけてよいのかもしれない。しかし、コロンビア大学バーナードカレッジのレベッカ・ジョーダン＝ヤングが、自著『ブレインストーム――性差の科学の問題（*Brain Storm: The Flaws in the Science of Sex Differences*）』で述べるように、これらの研究は互いに矛盾を来し、どの研究も他の研究で発見された性差の再現に失敗する。[※6]

多くの科学者がこの一貫性の欠如に頭を悩ませてきた。あまりに期待が裏切られるため、一部の研究では参加者が少ない、タスクの定義があいまいである、統計解析に問題があるなどさまざまな理由を推測した。こうした推測はどれも可能性として否定することはできない。しかし、どの説明にも一つだけ欠けているもの——科学的探究の根幹を成すもの——がある。すなわち、研究結果によって仮説を証明できないなら、修正すべきはおそらく研究手法ではなく仮説であるということだ。思うに、脳と行動に女性と男性で根本的な違いがあるという考えが私たちの文化の根底にあるため、多くの人はこの考えを否定することを想像すらできないのだろう。

　だが、根本的な違いがないのであれば、女性と男性の脳活動に違いを認める研究があるのはなぜなのだろうか。私は、大半とは言わないまでも、多くの事例でこの矛盾が生じるのは、ただの偶然、もしくはヒトの脳の広範な可変性、そしてサンプル数の少なさに起因すると思う。

　この問題を解消するには、統計的推論と呼ばれる数学の手法が有効だ。この手法を使えば、二つのサンプル——脳スキャン画像の男女別のグループ——の違いがただの偶然のなせる業《わざ》か、あるいはサンプルを異なる対象物——この場合には、異なるタイプの脳——から得たためかを決めるツールになる。統計的推論はサンプル数が多いほどよい結果が得られる。ということは、脳活動のパターンが女性と男性の二種に分かれるのであれば、多数の脳を調べた研究ほど多くの男女差を発見するはずだ。ところが、男女の脳活動パターンを比較した一七九篇の論文を解析したところ、そのような結果は得られなかったという。この解析結果は、二〇一八年に学術雑誌『サイエンティフィック・リポーツ』に発表された。[※7]

脳がモザイクであるという視点から見れば、女性と男性の脳を比較する研究によって矛盾する結果が得られる理由、つまり、多くの研究が男女差を発見できない一方で、男女差を発見した研究が相反する知見を報告する結果になる理由がわかる。スープのアナロジーのように、研究者はきわめて多様な一つのヒト集団からサンプリングするので、毎回、サンプルの脳のあいだに相違点を見つける結果となるのだ。

第9章
ブラインドデートに何を期待する？

二〇一八年公開の映画『RBG　最強の85歳』は、米国連邦最高裁判事だったルース・ベイダー・ギンズバーグ〔二〇二〇年九月一八日没〕の生涯を描いたドキュメンタリーである。映画の中でギンズバーグは、コーネル大学に入学して最初の学期中「一度デートしたら同じ人とは二度とデートしなかった」と語った。ところが、のちに夫となるマーティン・D・ギンズバーグと出会って事情が変わった。「私にも脳があると理解してくれたのは彼がはじめてだった」と彼女は皮肉を込めて言った。

それは一九五〇年代はじめのことだった。研究によれば現代の男性は、教育を受けていて知性があるがかならずしも料理はうまくない女性を好むように変化してきているという。[※1]いずれにしても、デートの相手——性別にかかわりなく——を探している人は、意中の人の知性や料理の腕前を前もって知りうるものだろうか。

面識のない相手と出かけるブラインドデートを考えてみてほしい。相手の性別だけわかっていれば、相手の生殖器についてはおおよそ見当がつく。だが、それ以外にどれほどのことを前もって知ることができるだろう。デート相手の性別で、その人の脳、人格、嗜好、心のありようがわかるものだろうか。

女性と男性の脳の平均的な違いを知っても大して参考にはならないだろう。ただし、これらの違いがわかれば、ある脳が男性のものか女性のものかを正しく推測することはできる（ちなみに、推測が可能なことと、女脳や男脳というものは存在しないという私の主張とは矛盾しない。その理由についてはこのあとでご説明しよう）。思うに、脳の持ち主の性別を推測することはとくに興味深くはない。性別はその人を見ればだいたいわかる。もし疑問が残るなら、本人に訊ねるか、その人の脳スキャン画像より生殖器を見て判断するほうが簡単だ。本当に興味深い問いはその逆だ。つまり、ある男性か女性の脳をこれから調べるとして、その脳がどんな特徴を持つか前もって知ることは可能だろうか。

私たちの研究によれば、それは不可能だ。なにしろ、その人が男性であるとわかっていても、そのことはその人の脳についてほとんど何も教えてくれない。唯一言えるのは、男性の脳は女性より男性にありがちな特徴を持つだろうということだけだ。しかも、それらの特徴のうち、どの特徴をどのくらい持つかは知りようがない。

ご記憶のように、私の親友リサは三人のお子さんが「典型的な女の子」だと言った。みんな

「女の子」らしい特徴を持つからだ（第5章を参照）。だが、彼女はそれぞれの子がどの特徴を持って生まれてくるかを出産前に知ることはできなかった。長女を出産したあとでも、次の子を出産するたびに驚いたのだ。同じように、ブラインドデートするときには相手の性別しか知らないのだから、その人が男性的／女性的特徴のうちどれを持ち合わせているかはまずわからない。

　領域を三個しか持たない架空の脳について考えてみよう。これらの三領域の特徴が女性に多ければＡ、Ｂ、Ｃ、男性に多ければａ、ｂ、ｃと呼ぼう。ＡＢＣまたはＡＢｃの脳を持つ人に出会ったとしたら、その人はおそらく女性だ。ａｂｃまたはＡｂｃの脳の人なら、男性である可能性が高い。だが、ブラインドデートあるいは別の機会に初対面の女性に会うとしたら、あなたはその女性の脳がどんな特徴を持つか事前に知ることができるだろうか。この問いの答えは、あなたはこの女性が男性にありがちな特徴より女性にありがちな特徴を多く持つと予測できるということだ。それでも、その女性の脳が持つモザイクの正確な構成までは予測できない。それがＡＢＣ、ａＢＣ、ＡｂＣ、ＡＢｃのどれかはわからないのだ。また、その女性は男性に多い特徴を持つという、女性としては珍しいタイプかもしれない。だから、彼女はＡｂｃ、ａＢｃ、ａｂＣの脳、あるいはａｂｃの脳を持つことすらある。

　三領域しかない脳の例は、二つの脳が似ているかどうかを確かめるとき、脳のモザイクの正確な構成のほうが、脳が持つ「女性的」あるいは「男性的」な特徴の割合よりも重要であるということを教えてくれる。たとえば、より女性的であるはずのａＢＣの脳は、別の「女性的」なＡｂＣの脳より、より男性的であるはずのａＢｃの脳に似ている（なぜなら、ａＢＣとａＢｃの脳は二つの特徴――ａとＢ――を共有するが、ａＢＣとＡｂＣの脳が共有するのは一つの特徴――Ｃ――のみだからだ。

それぞれ二つの形態を取りうる三領域を持つ架空の脳から現実のヒトの脳に話を移すと、現実に存在しうるモザイクの種類の数は激増する。生殖器からその人の脳のモザイクを予測できないばかりか、その情報はその人の脳があなたや他の人の脳と似ているかどうかの予測にも役に立たない。このことを示したのが、次章に収めた私が他の研究者と行った共同研究である。

第10章 脳の「タイプ」――典型的な脳と稀な脳

脳のモザイクについて話をするたびに返ってくる反論の一つに、自閉症やうつ病など脳に関連する障害が発生する確率が男女で異なるというものがある。そして、これらの違いが典型的な男脳と女脳の性質を反映していると考える人びとがいる。

ケンブリッジ大学のサイモン・バロン＝コーエンは、自閉症は極端な男脳だと主張する。[※1] 彼は男脳――典型的な男脳で、かならずしも自閉症の脳ではない――というものが存在すると考えている。また、男脳は典型的な女脳と異なるゆえに、より自閉症に近くなり、極端なケースではその脳の持ち主は自閉症になるとも言う。

私はこれには賛同できない。自閉症は稀な障害だ。女性より男性に自閉症の人が多いという事実は、典型的な男性がやや自閉症気味であることをかならずしも意味しない。同様に、男性より女性の方がうつ病の人が多いという事実は、典型的な女性がややうつ病気味であることを意味しない。

一方で、自閉症やうつ病に関連する特定のモザイク——まだ発見されていない——が、男性または女性にありがちである可能性はもちろん考えられる。際立って男性的な特徴のみを持つ脳は稀であるとはいえ、女性より男性に多い。同様に、際立って女性的な特徴のみを持つ脳を持つ人はごく少ないが、そういう人はたいてい女性だと言える。したがって、男性または女性における脳にかかわる障害の有病率が、男性または女性に典型的と考えられる脳の違いというより、珍しいタイプの脳のモザイクの発生率に認められる性差を反映していることは十分に考えられる。

さきごろ、私は我がテルアビブ大学の数学部数学科の研究者と共同でこの仮説を検証し、二〇一八年に『ヒトの神経科学の最前線（*Frontiers in Human Neuroscience*）』誌に検証結果をまとめた論文を発表した。この研究で私たちは、二一七六人の女性と男性の脳の灰白質と白質の体積を解析するのに数種の数学的手法を用いた[※2]。

私たちが最初に用いたのは異常検出アルゴリズムで、この手法はもとはコンピュータ動作の異常を検出するために開発された。コンピュータの「正常」な動作を「学習」し、それにもとづいて何らかの異常を検出した場合に警報音を出す。私たちはアルゴリズムをコンピュータの動作についてトレーニングする代わりに、サンプル中の女性の脳の半分でトレーニングし、「正常」な女性の脳を学習させた。次に残り半分の女性の脳、そしてほぼ同数の男性の脳についてアルゴリズムを走らせ、それぞれの脳が「正常」かどうかを調べさせた。私たちの前提は、もし典型的な女性の脳が典型的な男性の脳と異なるのであれば、アルゴリズムは女性の脳より多くの男性の脳を「異常」と判断するだろうというものだった。

ところがそうはならなかった。アルゴリズムは、はじめて調べた脳のうち女性も男性もほぼ同数の脳を異常と判断した。手順を男女で逆にしても、同じ結果が得られた。つまり、サンプル中の男性の脳の半分でアルゴリズムをトレーニングし、まだ調べたことのない男女の脳を調べさせたのである。事実上、この研究で用いたアルゴリズムは、まず一方の性別に典型的なタイプの脳――「正常」な脳――を定義し、その後このようなタイプの脳が他方の性別でも典型的であると報告したことになる。

では、稀なタイプの脳の発生率に性差が認められるという私の仮説についてはどうなのか。この問いに答えるため、私たちは「教師なし学習」と呼ばれる手法を使った。この手法では、アルゴリズムが対象を類似性にもとづいて分類する。この種の二つのアルゴリズムに女性と男性の脳構造にかかわる情報を与え、個々の脳の持ち主の性別は伏せておいた。アルゴリズムはいくつかの群《クラスタ》を形成した。大きなもの（ヒトの典型的なタイプの脳のクラスタ）もあれば、小さなもの（珍しいタイプの脳のクラスタ）もあった。

大きなクラスタでは、男女の割合がきわめて近かった。この知見は、異常検出で得られた結果——女性に典型的な脳は男性にも典型的であり、この反対も言える——と一致していた。

同様に、小さなクラスタ——つまり、珍しいタイプの脳——の一部でも、女性と男性の数は近かった。ところが、これらの小さなクラスタの一部では、一方の性別の脳の数が他方の性別より多かった。男女比が最大で六倍にもなったクラスタもあった。私たちは脳パターンの生物学的な意味は問わず、脳構造の数学的な解析にとどめたので、これらのパターンが脳機能にどうかかわるのかはわからない。それでも、この知見は、一部の精神疾患や障害の有病率に認められる性差が、稀な脳のモザイクの発生率に認められる性差と関連している可能性があるという私の仮説を間接的に裏づけてくれた。

最後に、私たちは任意の二つの脳——性別が同じ人どうしや異なる人どうし——が同じクラスタに入る可能性を算出した。その結果、一人の女性と一人の男性が同じクラスタに入る可能性はほぼ同等で、二人の女性と二人の男性の場合も同じだった。この知見は、すでに述べた私の仮説が現実の脳にも当てはまるということを示している。つまり、ある人の脳が別人の脳と似ているかどうかを予測する際、その人の性別の情報はまるで当てにできないのだ。

このように予測がつかないことに頭を抱える人もいる。ハーヴァード大学のウェブサイト上にある GenderSci Lab のブログで私にインタビューしたサラ・リチャードソンが、次のように説明を求めたのはそのためだろう。**脳の構造を知っている場合にはその持ち主の性別がわか**

るのに、脳の持ち主の性別を知っていても脳構造を正確に予測できないのはなぜでしょうか？

私は、このブログ記事のＱ＆Ａで次のようなアナロジーを使って説明を試みた。宇宙から宇宙人がやって来て、地球人の衣服について故郷の惑星の人びとに説明するとしよう。彼らは暖かい服と涼しい服、大きい服（成人用）と小さい服（小児用）、脚や上半身、頭、足に着けるもの、などといった種類を使うかもしれないし、色によって分類するかもしれない。性別の重要性に気づかなければ、はじめから男性用あるいは女性用という分け方はしないだろう。しかし、もし衣服を男性用と女性用に分けるように頼めば、一方の性別によく見られる色（ピンクなど）、デザイン、生地の種類、レースの縁取り、男女のシャツのボタンをつける身頃の違いなどの特徴にもとづいて、指示された通り分類できるかもしれない。

こうした区別を学習すれば、人間の衣服の性別にもとづく違いを使って、誰かが着ている服に応じてその人の性別を予測できるようになるだろう。私たちも、はじめて人に会うときは（髪型、アクセサリー、化粧などの要素を加味して）同じような作業をしている。ところが性別は、人間の衣服の多様性におけるもっとも重要な側面には反映されない。つまり、ある人が男性であるということを知っていれば、宇宙人はその人がおそらくレースを使った服は身につけないと予測できるだろうが、その人が暖かい服を着ているか涼しい服を着ているかまでは予測できないだろう。これと同じで、私はGenderSciブログで次のように答えた。「ある人が男性であるという知識は、その人の脳構造についてあまり多くの情報を与えてはくれません。というのも、性別はヒトの脳構造の多様性にかんする強力な決定因子ではないからです[※3]」

予測問題についてさらに説明するには、もう一つ別の話がある。こちらは宇宙人ではなく、言葉の使い方に関連する。バル＝イラン大学とエルサレム工科大学のコンピュータ・サイエンティストが、文章を書いた人の性別を当てるアルゴリズムをデザインした。彼らによれば、女性の文体はより「関係性を重んじる」――著者と読者のあいだに関係性を成立させようとする（「私は……思う」などのように人称代名詞を用いたりする）一方で、男性の文体はより「情報を与えようとする」という。このアルゴリズムは、文章に含まれる特定の単語と構文の数にもとづいて、その文章のスコアを算出する。スコアが文章全体の単語数を超える場合には、著者は男性である可能性が高い。超えない場合には、著者はおそらく女性と思われる。『文学および言語学的コンピューティング（*Literary and Linguistic Computing*）』誌に掲載されたある研究によれば、このアルゴリズムは約八〇％の正確さで文章を書いた人の性別を判定した[※4]。

だが、著者の性別を知っていても、文章にその性別に応じた文体の特徴が含まれる頻度の情報は得られないし、文章が長いか短いか、回顧録かロマンス小説か、感動的か退屈かにかんする手がかりは与えてくれない。つまり、ある文章を書いたのが男性か女性かを予測するために文体の性差を使えたとしても、著者の性別が文章自体にかかわる有用な情報を与えてくれるわけではない。それは、ある脳の持ち主が女性か男性かを知っていても、その脳の特性はほとんどわからないのと同じなのである。

第11章
ストレス下の女と男

ときどきこんな質問を受けることがある。ヒトの脳が男脳と女脳に分かれるのは構造や機能のためではなく、ストレスなど外的要因に対する反応の違いではないか、と。実際、脳のモザイクについて語る際、私はストレスがラットの脳に与える影響、そしてこれらの影響の現れ方がメスとオスで異なる例をたくさん挙げてきた。ストレスはヒトの脳、生理機能、行動にも影響を与え、男女でその影響に違いがあるとよく言われる。たとえば、アメリカ心理学会（ＡＰＡ）が毎年行うストレス・イン・アメリカ調査によれば、女性と男性ではストレスを受けたときの身体的な症状に違いがあるという。ストレスに対する愁訴や対応に相違が見られるのである[※1]。

だが、ストレスに対する反応は本当に女性と男性で異なるのだろうか。脳モザイクの研究結果を手に入れた私は、次にこの問題に取り組むことにした。

今回も私は、女性と男性の反応が性別やジェンダーに影響を受けるかどうかについては問題にしなかった。つまり、ストレスを感じるような状況において、ジェンダーにもとづく期待によって反応が変わるかどうかは考慮しなかった。男性は感情を抑えたり、男らしい体面を守るために闘ったりすることを期待されることがある。他方で西洋社会では、女性は不安感や恐怖を表に出すことがふさわしいと見なされている。しかし、私が知りたいのは個々の脳にストレスが原因で現れるさまざまな変化が、一貫して女性と男性で分かれるかどうかだ。言い換えれば、脳が女性と男性それぞれ、性別に典型的な反応だけのパッチワークを示すかどうかなのだ。

一般に、ストレスに対して女性と男性の脳がどう反応するかを比較するのは難しい。この問いの答えを知るためには、心理的に強い負荷のかかるできごとの前後に多くの脳をスキャンする必要があるが、そうしたできごとが起きる前に脳スキャンを行った例はあまりないからだ。だが、私たちは、同一のヒト集団がストレスにさらされる前と後の脳スキャン画像を入手することに成功した。

テルアビブ大学の神経科学者チームが、三四名の陸軍救急隊員の脳を、任務に就いた直後とその約三年後にスキャンしていた。すべての兵士——女性と男性の別を問わず——は約三年間に少なくとも一度は大きなストレスを経験していた。酷《むご》い遺体を見たり、戦闘で重傷を負った患者を治療したりしていた。[※2] たしかに、それは実験として完璧な条件とは言えない。実験の設計を実験動物を相手にするのと同じように制御することはできないからだ。それでも、科学的探究のためにヒトに大きなストレスを与えることはできないので、ヒト相手の研究条件としては最善と思われた。

　脳スキャンを実施した科学者グループとの協力体制を整えたあと、私たちはストレスに対する反応が男女で異なっていた脳領域を探した。すると、ストレスの多い期間が終了した時点では、多くの領域の体積が変化していたことを突き止めた。しかし、驚いたことに、大半の変化は男女で似通っていた。「驚いたことに」と述べたのは、男女のストレス反応について議論するとき、通常は女性と男性の反応の違いが問題になるからだ。

　次に、私たちは女性と男性で反応の違っていた七個の脳領域に注目した。ストレスの多い陸軍における任務終了後、女性の多くでは脳梁の一部の体積が減少していたが、男性では増加していた。さらに、鳥距溝《ちょうきょこう》（脳の視覚野の一領域）の体積は男性の多くで増加していたが、女性では変化がなかった。下頭頂小葉《かとうちょうしょうよう》（情動認知を含めた視覚認知にかかわる脳領域）の体積は男性の多くで減少し、女性では変化がなかった。その後、私たちは脳を個別に調べ、これらの領域が男性および女性によく見られる変化を経ているかどうかを確認した。

　三四名の兵士のうち、すべての脳領域が一貫して性別に特異的なストレス反応を見せたのは一名のみだった。この人物はすべての領域が女性に典型的な変化をした。二五名の兵士の脳では、一部の領域が女性に典型的な変化をしていたが、残りの領域は男性に典型的な変化をしていた。残りの八名の脳では、一部の領域が女性と男性のどちらにおいても典型的ではない変化をし、残りの領域はすべて女性または男性に典型的な変化をしていた。私たちが得た結論は、少なくとも脳構造にかんする限り、ストレスに対する女性的または男性的な反応というものはないということだった。むしろ、どの人もストレス反応がその人に特有の変化のモザイクを見せた[※3]と言えた。

私たちの研究では、このモザイクがどのようにして形成されるかは追究しなかった。各兵士に特有の反応は、その人の遺伝子、ホルモン、経験、人格、その他無数の要因のもたらす結果なのだ。これこそ私が主張したいことだ。ヒトの性別は多くの要因と相互に作用するため、平均すればストレス反応に性差があるにしても、性別のわかっている人物の脳の各領域がどうストレスに反応するかを事前に知ることはできない。それは、性別にのみもとづいて、ブラインドデートの相手に何を期待できるかを前もって知ることが不可能であるのと同じだ。このことについては、第9章ですでに述べたとおりである。また、このあと述べていくように、ある人にどのような治療行為が最適か、その人が子ども時代にどんなおもちゃを好むか、その人が特定の職に向いているかどうかを知ることはできない。

ストレス・イン・アメリカ調査に話を戻そう。この調査はストレス反応に性差が存在する証拠を与えてくれるだろうか。二〇一〇年のストレス・イン・アメリカ調査報告のプレスリリースは、その一部をそっくりジェンダー議論に割き、冒頭でこう述べている。「男性と女性は精神的にも肉体的にもストレスに対して異なる反応を見せる」[※4]。しかし、注意深く読むと、他の側面に注目した諸研究と同様に、この二〇一〇年の調査報告もおもに女性と男性のあいだの差異に目を向ける一方で類似性を無視している。

一例を挙げれば、調査報告には、女性は男性に比べてストレスの原因にお金の問題を指摘しがちだとある（女性が七九％、男性は七三％）。数学的にはこれで正しいが、実際には女性と男性のどちらも七〇％以上がストレスの原因にお金を挙げている。同じことは、女性が全般的に経済にかんして「ストレスを感じる」（女性が六八％、男性は六一％）、そしてはるかに多くの男性が仕事をストレスの原因に挙げる（女性の六五％に対して七六％）ことについても同様だ。もし、これらの相違点が統計的に有意であるにしても、性差を強調することによって、男女のストレス反応が実際よりかなり大幅に異なるという印象を与える結果になっている。

同様のことは、男性は「女性よりストレス・マネジメントをしていないと言う人が多い」と言う記述にも当てはまる。たしかに女性の四％に比べれば、そのような男性の数は九％と多い。しかしこれを、男性と女性のどちらも――九〇％以上はストレス・マネジメントをしているのだ――が、ストレスに対して「何もしない」と報告することはまずありえないだろう。

相違点を強調することによって全体像が見えづらくなるという構図は、冷戦時代の次のような冗談を思い起こさせる。「アメリカのランナーと旧ソ連のランナーが競争し、アメリカのランナーが勝利した。旧ソ連では、自国のランナーが二位に入り、アメリカのランナーは最下位ランナーより前に走り終えたと報道された」。この報道は正しい。だが、誤った印象を抱かせることは間違いない。

もちろん、ストレス・イン・アメリカ調査からは、女性によく見られる対処法が、どの女性にも観察されて「女性」のストレス反応となり、男性によく見られる対処法がどの男性にも観察されて、「男性」のストレス反応となるのかどうかについては知る術《すべ》がない。この本の共著者のルバは女性で、調査で報告された女性の五四％と同じく、ストレスを感じたときは友人や家族と一緒に過ごすという。同じ対処法を取る男性はわずか三九％だ。彼女はストレスに対処するための読書はしないので、この点にかんしては読書すると答えた五七％の女性ではなく、この対処法を取らないと答えた六六％の男性と同じになる。したがって、彼女はストレス・マネジメント対処における男女のモザイクの一例になる。

ストレス・イン・アメリカ調査は、きわめて重要な公衆衛生の問題にかかわる情報を与えてくれる。調査開始時に、彼らはさまざまな目標を掲げた。なかでも「国内におけるストレスをめぐる状況を調べ、その影響を評価する」[※5]ことを目指すとしている。彼らの調査結果をモザイクの概念を考慮して解析することは有益かもしれない。不安やストレスには女性と男性でそれぞれにありがちな対処法があるが、モザイクの概念を考慮して個々の男女の内部整合性を確認すれば、大半の人がこれらの対処法のモザイクであると判明するだろうと私は見ている。もし、そのような結果が得られれば、人間を何らかの性差に応じて二つの明確な集団に分けるより、個々の人のモザイクを考慮することで、より効果的なストレス・マネジメントができるようになるだろう。

第12章 健康のモザイク

健康について考えるとき、女性と男性をまったく異なる二つのタイプの人間として扱うことは好ましくない。それはストレスの影響に限らない。けれども、これは健康について考えるときに性別を無視していいという意味ではない。そうではないのだ。性別に対するバイナリーな〔二つに類型化して当てはめる〕考え方は、私たちの健康増進を目的とする生物医学的な研究の妨げになりかねないのだ。

女性は、長きにわたって臨床試験などあらゆる基本的な研究分野の対象から締め出されてきた。[※1] 動物実験の場合には、メスが除外された理由の一つは、ホルモン変動のために実験結果に混乱が生じる恐れがあると考えられたからだった（そのような事実がないことはすでに確認されている）。[※2] 動物のメスと同様に、オスもホルモンレベル――このあと述べるように――や、広範囲の生理学的および行動学的指標が変動することがわかっている。もう一つの理由は、片方の性別の動物のみを使用する習慣が確立されると、それを変えることが難しいということだ。オスの実験動物を長く使用してきた科学者——神経科学者など——は、メスを使うと結果が変わることを心配した。こうして、科学研究における性差別は数十年にわたって続いてきた。

研究対象に女性を含めることは、ヒトの計り知れない多様性を理解するために不可欠である。したがって、世界中の医学の権威が過去の研究における男女間の大きな不均衡を改めようとしているのは朗報だ。現在、アメリカ国立衛生研究所（NIH）が資金を提供する臨床試験では、参加者の半分以上が女性となった。[※3] 二〇一六年、NIHはヒトを対象とする試験に先行して行われる、あらゆる基礎研究の実験動物にメスとオスの両方を含めなければならないと定めた。問題は、この規則によって別の弊害が生まれたことにある。研究に両性を含めることを要求したがために、かえってバイナリーな考え方——男女を生理学の観点から異なる存在として見なす風潮——が強まってきているのだ。

健康問題におけるバイナリーな考え方の最たるものは、「すべての細胞には性別がある」[※4] という主張である。この主張は、大半の人の細胞がXX型またはXY型の性染色体（あまり一般的ではないがXYYやXXXなどの組み合わせもある）を持つことにもとづく。だが、この主張は誤解を招くものでもある。第2章で触れた一八世紀のような古い——体内のあらゆる器官や組織に性別があるという——考えを思い起こさせる。私たちはすでに、少なくとも脳においては、細胞が多くの異なる形態を取ることを見てきた。XX型の性染色体を持つ細胞や、XY型の性染色体を持つ細胞がすべてではないのだ。というのも、私たちの細胞はＸＸ型またはＸＹ型の性染色体だけでなく、他の多くの要因（年齢、ライフスタイル、身体組成、ホルモンなど）の影響を受けるからだ。

ホルモンも二つのカテゴリーに分類されるわけではない[※5]。あらゆる性ホルモン――こう呼ばれるのは性腺（卵巣と精巣）によって分泌されるからである――は、男女のどちらでも分泌されている。これらのホルモンは卵巣と精巣双方によって分泌されるが、副腎など別の器官によって分泌されるホルモンもある[※6]。またヒトでは、三つの主要な性ホルモン――エストロゲン、プロゲステロン、テストステロン――の平均レベルは、ほぼ生涯を通じて女性と男性で共通している。生後二年から思春期までの期間では、女性と男性のあいだでこれらの三種のホルモンのレベルに大きな違いはない。成人では、エストロゲンとプロゲステロンのレベルは女性と男性でほぼ同じだが、例外は女性の排卵前と妊娠中のような特定のピーク時だ。思春期になると、男性でテストステロンのレベルが高くなるものの、このホルモンのレベルも両性で重複する[※7]。

さらに人によって、すべての性ホルモンのレベルは内的および外的要因に応じて変動する。第4章で、女性と男性双方におけるテストステロンレベルが競争によって影響されると述べた。育児スタイルもこのホルモンに影響する。たとえば、子どもと長時間一緒に過ごす父親は、そうでない父親よりこのホルモンのレベルが低い[※8]。オスのネズミでは、毎日のテストステロンレ

ベルの変動は、発情期のメスのエストロゲンとプロゲステロンのレベル変動より大きい。[※9]

したがって、性ホルモンでさえも、二つの明確に異なる「ピンク」と「ブルー」に分かれてはいない。エストロゲンとプロゲステロンが一方に、テストステロンが他方にあるだけなのだ。そして、一人の人のホルモン分泌は——その人の生殖器と違って——一定ではなく、変化に富み、外的刺激に反応する。こうした複雑さは、「男性」ホルモンと「女性」ホルモン、あるいは「女性の生理学」と「男性の生理学」などの二分法ではとらえ切れない。

バイナリーな考え方が医学研究の進歩を妨げるのは、それが研究者の目を性別とジェンダーに向けさせ、人体で実際に起きていることから逸らすからだ。[※10] 一例を挙げれば、女性と男性で症状や治療に対する反応に違いが見つかった場合には、どの遺伝子あるいはホルモンが原因か、あるいは複数の付加的な要因が原因かを知ることが不可欠になる。付加的な要因とは、女性と男性のあいだで平均して異なる要因であり、いくつか挙げれば身長、体重、筋肉量、運動量、職業や趣味などである。[※11] 健康にまつわる女性と男性の差異の一部は生物学的な性別と関連するが、ジェンダーと関連するものもある。いずれにしろ、原因とはかかわりなく、これらの差異が個々の女性または男性で一貫してそろうことはない。この事実が、「女性」の健康と「男性」の健康について知っておくべきすべてを物語っている。

性別に応じたバイナリーな治療が、あまりに早計に実施された一例を示そう。二〇一三年、アメリカ食品医薬品局（ＦＤＡ）は、睡眠導入剤「アンビエン」――ゾルピデム酒石酸塩の製品名――の女性の処方用量を半分に減らし、男性の処方用量は据え置きとした。ＦＤＡが一五％の女性がこの薬を服用すると翌朝に眠気を感じる一方で、男性ではその数字が三％であることを発見したからだった。[※12] さらにこの男女差のおもな理由が、筋肉に対する脂肪の平均割合が女性と男性のあいだで異なる点であることを突き止めたからでもある。[※13] こうして現在、アンビエンにはピンクのラベルを貼った低用量の「女性用」と、ブルーのラベルを貼った元の用量の「男性用」がある。だが、医薬品を女性用と男性用に分けるこのバイナリーな試みでは、一部の人――筋肉量があまり多くない肥満体の男性など――には合わない用量になる可能性がある。また、この措置は元の用量で問題のなかった八五％の女性を全く考慮していない。

もう一つ別の例を挙げると、心不全に対するある療法は、以前は男性より女性に向くと考えられていた。しかし二〇一八年にヨーロッパ心臓病学会の専門誌に発表された論文によれば、この心臓再同期療法――電極を心臓に挿入して心室どうしの動きを揃える療法――は低身長の人に効果が高いことがわかった。[※14] 女性は平均して男性より身長が低いため、治療効果の高さが誤って「女性」に有利とされていたのだが、低身長の男性の方が高身長の女性より高い治療効果が得られることが判明したのだ。

性別やジェンダーに不必要にこだわると生死にかかわる場合もある。ある疾患が「男性」あるいは「女性」の疾患とされていた場合には、反対の性別の患者では誤診が起きかねない。心疾患は一般に男性の疾患とされるが、アメリカでは心疾患が女性の死因の第一位であり、乳がんの死亡率をはるかに超える。[※15]心疾患はおもに男性を対象に研究されてきたため、よく女性が訴える症状——背中の痛み、吐き気、頭痛——は心疾患に当てはまらないと判断され、一刻を争う状況でも正しい診断と治療が遅れる結果となる。昔から「男性」によく見られる胸の痛みではなく、女性に典型的とされる症状に苦しむ男性は、やはり診断が遅れたり誤診されたりする。

　研究者は、産後うつのように病名からして男性がかかる余地のない女性特有の病気に対しても、ジェンダーの色眼鏡を外そうとし始めている。じつは、父親も赤ちゃんの誕生前後にうつ病になる場合があることがわかったのである。米小児科専門誌『JAMAペディアトリクス』に二〇一八年に掲載されたある論文によれば、産後うつにかかる男女の数は驚くほど近いという。[※16]アンケートに答えた数千人の新米の両親では、うつ病の基準を満たした母親は五％で、父親は四・四％だった。両親ともにスクリーニングすることが、「赤ちゃんと家族にとって最良の結果を得るためには不可欠である」と研究者は報告書に記している。

　未来の個別化医療では、性別とジェンダーを含む種々の要因を総合的に判断し、各人のための健康レシピを作成するだろう。この未来の医療を実現するには、ジェンダーバイナリー（人を男性または女性にのみ分類する考え方」を排し、ヒトの生理学と性別そのものの複雑性を理解することがぜひとも必要になる。

第13章　心のモザイク

カリフォルニア生まれで、現在はイスラエル在住のジェーンが、モザイクにかんする自身の経験を教えてくれた。一九六〇年代から七〇年代を若者として過ごした彼女は、フェミニズム運動とともに育った。彼女が学士号を取得したカリフォルニア大学サンタクルーズ校では、この運動の影響は大きかった。それでも本人によれば、若いころの彼女はいわゆるステレオタイプに一致する女性ではなく、自分を「変わり者」だと感じることが多かった。優しくて内気だったけれど、面倒見のよい方ではなく、数学や物の修理を得意としていた。イスラエルに移住して集団農場（キブツという）に腰を落ち着けると、まずキブツの縫製工場で働いたが、やがて整備職に応募した。職務は搾乳施設にある機械類の修理だった。この方が彼女には向いていた。職務を七年間そつなくこなしたあと、後任の男性を育て上げた。

脳のモザイクにかんする私の研究資料を読んだあと、ジェーンは自分が常日頃考えていたことと一致すると感じたという。「私は女性と男性が異なるのかどうかというフェミニストたちの議論を思い出します。脳のモザイク論が両性間に違いはないというのでもなく、違いが女性と男性に単純に分かれるというのでもなく、各人でもっと複雑に入り混じっていると主張していることを嬉しく思います」

この男性的そして女性的特徴の「混在」はどの程度見られるのだろうか。私と同僚たちはこの問いに取り組むことにした。今回も、第7章で論じた、二〇一五年に『米国科学アカデミー紀要』に発表した論文[※1]の一部で私たちが使った脳構造の解析と同じ手法を用いた。

ここで話は、脳の構造から人格と行動――つまり、脳の機能に移ろうとしていることにご注意いただきたい。脳の構造と機能の関係は複雑だ。たいていの場合、脳の特徴と人格や行動の特定の側面のあいだに直接的な因果関係を認めることはできない。しかし、ヒトの脳の構造を「女性的」あるいは「男性的」な特徴のみではなく、それらの特徴のモザイクとして記述することは、私たち一人ひとりが男性的および女性的な特徴をあわせ持っていて、女性的または男性的な特徴のみを持つことは稀であるという考えと完璧に一致する。

この考えを検証するため、私たちは大勢の人の心理的特徴と行動にかんするデータセットを入手した。各人はそれぞれに特有の人格をかたちづくる特徴、態度、興味、行動を持つが、はたしてこれらの側面における性差は各人において女らしさまたは男らしさにそろって明確に異なる二種のヒトの集団を形成するのだろうか。あるいは、脳構造の場合と同じように、これらの性差は女らしい特徴と男らしい特徴のモザイクを形成するのだろうか。脳構造の研究の場合と同じく、私たちは男女差が生まれか育ちかについては追究しなかった。単に人格や行動における最大級の性差を見つけ出し、それらがそろうことで二つの人のタイプをつくり出すのかどうかを知ろうとした。

間もなく私たちは、ウィスコンシン大学マディソン校のジャネット・ハイドらの研究成果を発見した。ハイドらによれば、心理学者によって測定可能なパラメータの大半について女性と男性が示したスコアは、一般に考えられているより互いに似通っていて、男女間で平均すると差異があってもたいていの場合は小さいという。[※2] 私たちは七〇〇〇人ほどのアメリカ人の人格をかたちづくる特徴と幸福感を評価したデータセット「アメリカにおける中年期研究（ＭＩＤＵＳ）」を解析したが、このデータは使えないことがわかった。調査に使われた五六個の変量のうち一個を除くすべてで、男女間に違いがないか、あってもあまりに小さくて「際立って女らしい」あるいは「際立って男らしい」スコアを定義する意味がなかったからだ。

それでも、性差が解析に値するほど大きい別のデータセットをいくつか見つけることができた。私たちは、三種のデータセットを選んだ。これらのデータセットは、総計五五〇〇人以上のアメリカの若者の人格をかたちづくる特徴、態度、興味、行動を調べていた。私たちは脳構造の研究と同じ手順を踏み、女性と男性がそれぞれに平均して最大の差異を見せた変量を選び、各変量の「際立って女らしい」、「際立って男らしい」、および「中間」領域を定義した。

さらに、「メリーランド思春期発達の社会的文脈（MADICS）」と呼ばれる研究における五七〇人の若者のデータセットからは、若い女性と男性のあいだで最大の差異のある七個の変量を選んだ。その中には、自尊心、体重にかんする不安、参加者の母親とのコミュニケーションがあった。解析の結果、女らしい特徴か男らしい特徴のみを持つ人は一人もおらず、五九％が、双方の特徴を持つことがわかった。口絵の図Aの表を見れば一目瞭然だと思う。一人ひとりが、濃淡のあるピンク（際立って女らしい）、白（中間）、濃淡のあるブルー（際立って男らしい）の混在した、その人だけのモザイクを持つのだ。

第7章で述べた脳構造の表（口絵の図Bに示した緑と黄色）の場合と同じように、グループレベルで見れば、女性の表にはピンクが多く、男性の表にはブルーが多い。しかし、個々の人——一行ごと——を見れば、大半の人がピンクとブルー双方の特徴を持っていて、ピンクまたはブルーのみの人はほぼいないことがわかるだろう。

「青年期の健康にかんするアメリカ全国縦断研究（US National Longitudinal Study of Adolescent Health）」で得られた四八六〇人の若者の大きなデータセットを見ても、女らしい特徴または男らしい特徴のみを持つ人は一人もいない。このデータセットでは、最大の性差を持つ変量は、うつ病、体型認識、非行、衝動性、ギャンブル、家事への貢献、スポーツ、そして心理学者サンドラ・ベムが定義した「女性性《フェミニニティ》」のスコアだった。おそらくあなたには、これらの変量のどれが高ければ「女らしい」かあるいは「男らしい」とされるか見当がつくだろう。それでも、若者たちの七〇%が女らしい特徴と男らしい特徴の両方を持っていたと知ると驚くかもしれない。

さらに驚くのは、もう一つ別のデータセットの結果だ。このデータセットは、セントルイスにあるワシントン大学のボビ・カロザーズとロチェスター大学のハリー・レイスが、アメリカ中西部の大学で約二六〇人の心理学部の学生を対象に行った調査で得られた。[※3] 調査はジェンダーの偏見《ステレオタイプ》が強固な一〇項目の行動や活動について行われた。ボクシング、建築、ゴルフ、ビデオゲーム、スクラップブックの作成、入浴、電話での会話、ポルノ観賞、トークショーの視聴、化粧品の使用（最大の差異は化粧品に見られ、化粧品の使用によって相手の性別を判断する人は九〇%を超えた）。だが、これらの変量が個々の学生でどれほどそろうかを見ると、「男らしい」または「女らしい」特徴のみの人は一%に満たなかった。過半数の人――五五%――が女らしさと男らしさのモザイクだったのだ。

もしこの心理的な特徴のモザイクを見て男らしさと女らしさという概念そのものに疑念を抱いたとしたら、それはあなただけに限らない。次章で述べるように、ここ数十年で、学者たちはこれらの概念を大幅に修正することを提案してきた。この変化は私のモザイク論に大きく歩み寄りつつある。また、それは私たち自身の経験とも呼応する。ユーモアのセンスのある人が地図を読むのがうまいとは限らない。優しい人が自分の感情をうまく表現できるとは限らない。それに、攻撃的な行動をする人が数学に強いとも限らないのである。

Ⅲ

ジェンダーの何が問題か

第14章 男女というバイナリーから多様性のモザイクへ

「女らしさ」と「男らしさ」について近代的な研究が始まったのは、一九三〇年代だった。心理学者のルイス・ターマンとキャサリン・コックス・マイルスが『性別と人格（*Sex and Personality*）』と題する、六〇〇ページを超える本を出版したのがきっかけだった。二人は、女性と男性では生物学的な性差が行動にも見られ、これらの違いはその人の性質そのものを明確に特徴づけるほど根源的で一貫していると考え、[※1] 四五六項目の設問を含むアンケートを開発した（このアンケートは男女の違いを測定する初のM－Fスケールとなった）。このアンケートに対する男女それぞれの回答は、平均すると相互に異なっていた。設問には、多様なサブスケール（下位尺度）が含まれていた。趣味、関心、一般常識、読書の好み、人格、態度などだった。一例を挙げれば、回答者はある文章に選択肢として与えられている数単語から一語選んで、正しい文章にするように指示される。「油を使って調理するのは、〈茹《ゆ》でる〉〈グリルで焼く〉〈炒める〉〈煎《い》る〉のどれ？」のような設問に、どれか一つの単語で答えるのだ。当時、料理は厳密に女性の仕事と決まっていたので、女性は男性より正しい回答の〈炒める〉を選ぶことが多かった。そこで〈炒める〉は女らしい反応とされる一方で、〈茹でる〉〈グリルで焼く〉〈煎る〉は男らしい反応とされた。各人の男らしい反応の数から女らしい反応の数を引き算し、いわゆるＭ－Ｆスコアが算出された。このスコアは、「際立って女らしい」マイナス４５６から「際立って男らしい」プラス４５６の範囲に入る。実際には、女性でマイナス２００からプラス１００（平均でマイナス70）、男性でマイナス１００からプラス２００（平均でプラス52）の範囲に入ることが多かった。[※2]

その後、心理学者は同様のアンケートを長年にわたって提案し続けたが、つねに問題につきまとわれた。さまざまなアンケートで得られた結果が、本人や第三者が答えた男らしさや女らしさと一致しなかったのである。もっとも厄介だったのは、異なるサブスケールのスコア間で相関が低いことだった。たとえば、ある人が「一般常識」においては男らしいと判断されるのに、「人格」においては女らしいという結果になった。

このような経緯を考慮するなら、人はそれぞれのジェンダーが持つ特徴のモザイクであるという結論を出すべきだったのだ。ところが、科学者たちにとっても、一般人と同様に、男らしさや女らしさという考えを捨て去ることが難しかった。

一九七〇年代になって、サンドラ・ベム[※3]（前章で彼女が発案した女性性のスコアについて触れた）と、彼女とはまた別で研究をしていたジャネット・テイラー・スペンス[※4]の二人の心理学者が、ジェンダーにかかわる考え方に変革を起こした。どちらも新しいアンケートを開発し、男らしさと女らしさを別々に測定した。スペンスらが開発した「個人属性アンケート（The Personal Attributes Questionnaire）」は、参加者に男性としてとても望ましい属性（独立心、自信、プレッシャーに対する強さ、一般常識）と、女性としてとても望ましい属性（感情の豊かさ、優しさ、他人の感情に対する敏感さ、子ども好きであること）について自分を評価してもらった。重要だったのは、各人が男らしさのスケールと女らしさのスケール双方でスコアを得たことだった。

これらの新しいアンケートによって得られたスコアにもとづいて、スペンスもベムも男らしさと女らしさは連続する一つの尺度ではなく、別々の尺度を有すると結論づけた。ある人が片方のスケールでスコアが高くとも、他方のスケールでかならずしもスコアが低いとは限らないからだ。

この二つのスケールによる手法もまた壁にぶつかった。スペンスもベムもやや狭い定義を用いたからだった。両者ともに、男らしさが「支配」、女らしさが「慎ましさ」にほぼ対応すると考えたのだ。ところが、二人のスケールで得られたスコアは、女らしさと男らしさの他の側面と相容れなかった。

一九九〇年代にいたって、スペンスが人は男らしい特徴と女らしい特徴の「配列」であると提唱した。一九九三年の論文で彼女はこう述べている。「男性と女性は、社会による定義と規範にもとづいて自分の性別に期待される属性、興味、態度、役割、行動のすべてを示すわけではなく、その一部のみを示す。また、異性側の特徴や行動の一部を示すこともある」[※5]

だが、スペンスの見解が顧みられることはなかった。現在なら、広く賛同を得られると私は思いたい。私の昨今の研究成果は、スペンスの考えをたしかに裏づけている。

人はステレオタイプに一致する女らしい特徴と男らしい特徴のモザイクであることを何度も観察するうちに、いずれ女らしさと男らしさという概念が男脳と女脳と同様に無意味であることがわかってくる。女性たちが持つ無数の性質のいったいどれを女らしさと呼べばいいのか。男性たちに認められる多くの性質のどれを男らしさとするのか。女性と男性をグループレベルで見れば、たしかにジェンダー間に平均的な違いはあり、ときにはステレオタイプと一致することもある。しかし、平均的な女性あるいは男性を見つけることは容易ではない。

第15章

ジェンダーという幻想

では、なぜ女性と男性はこれほどまでに違って見えるのだろうか。答えは、私たちが人を女性と男性という二つの社会集団に分けることにある。この分断は私たちがどう行動するか、他者の行動をどう見るかに多大な影響を与える。行動とそれに対する認識は、人の能力、資質、嗜好のモザイクのみならず、社会で果たす役割、置かれた状況、地位、自己と他者に対する期待を反映する。これらの要因すべてが私たちの社会では男女で異なっている。このために、人間は男性と女性という明確に異なる二つのタイプに分かれているという幻想が生まれる。

私たちは、たいてい相手の人格の特定の側面が表に出る状況で他人と接する。だが、相手の行動の違いを社会的な文脈ではなく性別のせいだと考える。一般に、ビジネス会議では女性より男性に出会い、子どもの遊び場では男性より女性に出会う確率が高い。これら二つの異なる状況では、異なる行動が必要になる。だが、私たちはその行動の違いの理由を性別に求め、男性は自己主張が強いが女性は控え目である、などと結論づける。

大学の講義で私は、ときどき数年前の自分の写真を学生たちに見せることがある。写真の中の私は三人の幼子にもみくちゃにされ、髪もひどく乱れている。もしこんな状態の私に最初に会ったとしたら、私をどういう人間だと思ったか想像してもらう。学生たちは、おそらくそのときの私を、今壇上に立っている講師よりもっと人間らしく温かみのある人だと思うだろう。一方で、講師の私に最初に会ったとすれば、私をいわゆる学究肌の人間だと思うに違いない。役割が変わっても能力は変わらないが、行動が変わることは明らかだ。

同様に、男女の話し言葉の違いについては多くの文献があるが、よく調べれば、その違いは性別ではなく地位の違いであることが多い。地位の高い人は、男女ともに男性的な話し方をする（相手と目を合わさない、相手の発言を遮る）[※1]。一方で、地位の低い人は、男女ともに女性的な話し方をする（理由なく微笑む）[※2]。学生たち——男性も女性もいる——が私に電子メールを送ってくる際には、「ジョエル教授」と冒頭に書き、礼儀正しく用件を述べ、「ありがとうございます」とか「敬具」とかで結ぶ。彼らに対する私の返信はたいてい手短で事務的だ。でも、私が学長に電子メールを書くときには、私も自分にメールを書いてくる学生たちと同じく礼儀正しくなる。

こうした例を見れば、状況への対応をジェンダーの違いと誤解するのがいかにたやすいかがわかる。とはいえ、同じ文脈で男女が異なる行動を取ることもあるが——それは男女が生物学的または心理学的に異なるというよりは、男女どちらかのジェンダーに属するためだ。自分や他者から女性あるいは男性として期待されることで、私たちはそうした期待を意識するというより、無意識に行動様式を自分の「ジェンダー」に合わせる。研究によれば、女性は平均して、私的な場より公的な場において成功に寄与したことをあまり認めたがらないという。謙譲が女性の美徳とされるからだ。他方で、男性は公私の別なく自らの寄与を認める。[※3] さらに、女性と比べて男性は、私的な場より公的な場で自身の信条を曲げない傾向にあるという研究もある。男性は他人の言いなりになるべきではないと考えているからだ。[※4]

ジェンダーにもとづく期待によって、私たちの成績や能力にも違いが出る。一例として、「ステレオタイプ脅威」と呼ばれる現象がある。この現象は、低い成績を取ると自分の集団の知性が低いと見なされるのを恐れ、かえって低い成績になってしまう心理を指す。たとえば、心的回転《メンタルローテーション》（第8章を参照）の能力は、この心理によって本当に低くなるという研究が多数ある。ある研究では、心的回転の試験の前にジェンダーを尋ねられると、女子生徒は男子生徒よりかなり成績が低かった。しかし、エリート校に入学したことを想像するように指示されると、男女間の成績の差は減少したという。[※5]

人間を二つのジェンダーに分けることは、私たち自身の行動だけでなく、他者の行動の判断にも影響をおよぼす。私たちはジェンダースキーマ〔「スキーマ」は知識を体系化する認知の枠組み〕、あるいはステレオタイプ——女性と男性は違うという偏見——を通して自分や他人を見るのだ。

社会心理学の研究によれば、いったんジェンダーの固定観念が心の中に根を下ろすと、それを変えるのはきわめて難しいという。私たちは固定観念に一致する詳細はよく覚えている一方で、一致しない詳細を無視する。固定観念に一致する情報をそうでない情報より信じやすい。やがて固定観念に一致する特徴に出くわすと、それを性別のせいだと考えるようになる。反対に、一致しない場合には、それを例外と考えるか、状況のせいにするか、その人の個性だと思う。

一般に、男児は「生まれつき」ブロックや車のおもちゃを好み、女児は「生まれつき」人形を好むとよく言われる。そこである男児がブロックを好きな場合には、両親は「やっぱり男の子だな！」と言う。ところが、その子が人形も好きな場合には、「家のダニーは特別だ。赤ちゃんが好きなんだ」と言う。女児が人形を好きだと、両親は「本当に女の子ね」と言う。ところが、女児がサッカーを好むと、「ロージーはお父さん似だわ」と言うのだ。

私たちの大半は両方のジェンダーの特徴から構成されるモザイクを持つので、ある人（未成年あるいは成人にかかわらず男女）の中に自分が期待したものを見出す。第5章で、私の親友のリサが三人の娘たちについて言った通りだ。固定観念に合わない性質は無視したり、他の要因に結びつけたりすることで、私たちは矛盾する証拠が目の前にあってもなお固定観念を捨てない。

感傷的な男性がいたら「彼はきっと詩人だ」と言い、運転がへたな男性がいたら「携帯に気を取られているのさ」と言う。こうして、男性は感傷的ではないし運転がうまい、という思い込みを変えようとはしない。

ときには、固定観念と矛盾する行動に出くわすと、固定観念が変わるどころか強化されることすらある。木登りの好きな女児は「トムボーイ(男勝りな子)」と呼ばれる。こうしてやんちゃな女児の存在が、やんちゃなのは女児ではなく男児だという固定観念を強化するのだ。

ここで、同一の特徴のモザイクを持つ男性と女性がいると仮定してみよう。その場合、二人は一方が「男性」と呼ばれ、もう一方が「女性」と呼ばれることで行動が異なってくる。それだけではない。私たちも二人を同じ理由で異なっていると認識するようになる。男性を実際より男らしいと感じ、女性もより女らしいと感じるのだ。

生まれ落ちたその瞬間から、その人のジェンダーが一目でわかるような外的手がかりはたくさんある。私たちは、女の赤ちゃんにはピンク、男の赤ちゃんならブルーのベビー服を着せ[※6]、その後も衣服、化粧品、アクセサリー、髪型などによって生涯を通じて男女の別を知らせている。これらの外的な手がかりがあることによって、はじめて会った場合でも、相手はその人特有のモザイクではなく、女性であるか男性であるかを見ている。

モザイクを見えづらくしているもう一つの要因に、人には内部整合性がある——つまり一人の人間は一貫して男らしいか、あるいは一貫して女らしいはずだ――という暗黙の了解がある。際立って女性的な特徴と際立って男性的な特徴とをあわせ持った人に出会い、その人の性質があまりに明白でジェンダーの「不適合」を無視できないとき、たいていの人ならそんな人物の存在を疑うだろう。

　サッカー選手が詩を好むと知ってもなかなか信じてもらえない。「あんなに男らしいやつだぞ！」女性がボクシングの試合を見るのが好きだと言っても、疑わしげに言うだろう。「あんなに女らしいのに？」私の息子の一人はサッカーが大好きだが、サッカーはイスラエルでは男性の球技だ。彼はＦＣバルセロナのファンで、いつかピッチでリオネル・メッシと会えるかどうかについてもう何年も指折り数えている。サッカー仲間は、彼がピアノを弾くし赤ちゃんが大好きだということが信じ難いと言う。

　強硬派の政治家アイェレット・シャクドは、私が本稿を執筆中の時点でイスラエルの司法大臣の職にある。目の覚めるような美人で、長く豊かな髪を下ろし、ときには色鮮やかな装いをすることもある。大臣の任期中を通して、シャクドの強圧的で物議をかもす政策――たとえば、イスラエル最高裁の権限の再定義――もそうだが、彼女の容姿もまた論争の的だった。[※7]女らしさをことさらに強調する彼女の選択は、政治的立場の左右を問わず解説者たちを困惑させた。しかし、解説者たちがジェンダースキーマを通してシャクドを見るのではなく、シャクドも多くの人と同じく男らしい特徴と女らしい特徴の、彼女に特有のモザイクを持っていると考えるなら、そんな論争は無意味に思えたことだろう。

ジェンダー毎に特徴は一貫しているという考えがあるために、私たちはときに自身のジェンダーにきわめてふさわしい行動を自ら避けたり隠したりすることがある。伝統的に自分と反対側のジェンダーに属すると考えられる仕事に、向いていないと決めつけられないようにするためだ。これは幼いころから私たちが本能的にしていることだ。子どものころ、私は近所の男の子たちとサッカーやバスケットをするのが好きだったので、妹に家では人形で彼女と一緒に遊ぶことを仲間の男の子たちに言わないように頼んでいた。もし、みんなが知ったら私を仲間から外すのではないかと心配だったのだ。女性の政治家は髪を短く切り、地味な色のスーツを着ることが多い。同様に、男性が多い他の分野で働く女性も女らしさをあまり強調しないようにする。コンピュータサイエンスなど「男性的」な分野で働く私の同僚の女性たちは、科学者としてまともに取り合ってもらうために口紅やハイヒールを避ける。「男性優位の分野」では、女性的な側面を表に出すことは苦労を増やすだけと考えられている。現実の世界でも、小説や映画の中でも。二〇〇一年のアメリカ映画『キューティブロンド』の主人公は、セクシーな金髪《ブロンド》女性でありながら、同時に有能な弁護士でもあるとわかってもらえるまで散々な苦労をする。彼女は、自分のモザイクを周囲に認めてもらうために辛酸をなめるのだ。

二つのジェンダーが存在するという神話は、やはり神話でしかない。それは現代科学の基準を満たさない。神話とはあくまでも物語であって、自然界あるいは人間界がなぜこのようであり、そうでなければならないのかを説明するためのものである。私たちは異文化の神話なら容易に神話として認める。だが、自身の文化の神話になると、それを真実と見なす。

ジェンダーのある世界を説明する神話は、歴史上つねに存在してきた。アダムはイヴより先につくられた。男は女より賢い。なぜなら、男には頭蓋骨があるからだ。女は女脳を、男は男脳を持つ。これらの神話はいずれも社会システムとしてのジェンダーの存在を正当化する。そんな社会システムでは、人間は生殖器の形態に応じて異なる扱いを受け、手にすることのできる権力も異なる。

ジェンダーが根拠のない神話であるという事実は、ジェンダーの存在を否定するわけではない。もちろん、それは存在する。各人に固有の資質を認めるのではなく、性別に意味を与え、男女に異なる役割、地位、権力を割り振る社会システムとして存在するのだ。この社会システムは私たちの人生に絶大な影響をおよぼし、ヒトのモザイク集団を二分する。

第16章
バイナリーの洗脳

一九九〇年代なかば、私は人生初の科学論文を――博士号課程の指導教官アイナ・ワイナーと共同で――学術雑誌に寄稿したときに名前に代えてイニシャルを使った。それは大胆な内容の論文で、前頭葉と大脳基底核の連絡にかんする当時の定説を覆すものだった。大脳基底核とは、大脳皮質の奥深くに位置する神経核のグループである。イニシャルを使ったのは、査読者に著者が女性であると知れた場合、この原稿が出版される可能性はゼロだと考えたからだ。これが功を奏したのかどうかは知らないが、論文は『ニューロサイエンス』[※1]誌に掲載され、当時の定説を変えた数篇の論文の一つとなった。

私たちの心配しすぎだと考える人もいるだろうが、私は少なくとも自分たちと同じように考えた人がいたことをあとで知った。私たちが物議をかもす論文を寄稿したのと同じころ、作家のジョアン・ローリングはペンネームにイニシャルのJ・Kを使った。女性の書いた本を男性は読まないだろうという出版社側の意向だったという。

その後、女性に対する潜在的な差別はなくなったと考えているなら、二〇一二年に『米国科学アカデミー紀要』に掲載されたある論文が、その考えは現実にはほど遠いことを教えてくれる。論文を寄稿したイェール大学の研究者グループは、アメリカ各地の大学で生物学、化学、物理学の教授職にある一二七名に、架空の研究室長の職に応募してきた架空の人たちの応募書類を評価してもらった。[※2] どの教授も自分が実験に参加していることは知らず、同じ書類を受け取った。ただし、一点だけ違いがあった。書類の半分は応募者の名前がジョンで、残りの半分はジェニファーだった。おそらく、どちらが高評価を得たかは見当がつくと思う。教授たちはジョンをジェニファーより能力がかなり高く採用条件を満たしていると評価し、ジョンの初任給（年俸）として平均で約三万ドルを提示した。ジェニファーの場合は二万六五〇〇ドルだった。

興味深いことに、女性教授も男性教授と同じくジョンを高く評価した。女性教授の反応は、女性も男性と同じく性差別することが多いという他の研究結果と一致する。しかし、この反応は同性に対する敵愾心《てきがいしん》の表れではなく、その正反対だった。女性の教授たちはジョンよりジェニファーを好んだと回答している。研究者たちは、このバイアスはおそらく「故意ではなく、女性に意識的に害を与えようという作意というより、世間一般の文化的な固定観念によって生じたと思われる」と示唆した。

故意でないとはいえ、このようなバイアスは有害な結果をもたらす。女性のキャリアのあらゆる側面で、研究分野の選択から研究職の採否、報酬、昇進の可能性にまで影響する。

ジェンダーバイアスがいつ、どのようにして人の心に根づくのかはかならずしも明らかではないが、私たちは赤ちゃんが揺りかごにいるときからすでにジェンダーに応じて異なる扱いをしている。ニューヨーク市立大学の研究者たちが、「赤ちゃんX」実験と呼んで行った研究で、生後三か月の赤ちゃんに性別のはっきりしない《ジェンダー・ニュートラルな》黄色のベビー服を着せ、成人ボランティアが赤ちゃんにどう接するかを観察した。[※3] ボランティアは見知らぬ人に対して赤ちゃんが示す反応を調べていると聞かされていたが、本当の目的は大人の側にジェンダーバイアスがあるか、あるとすればそれを見つけることにあった。実際、赤ちゃんが女の子と聞かされたボランティアでたくさんのおもちゃの中から人形を選んだ人は、男の子と聞かされたボランティアの二倍いた。この研究やその他の類似の研究によれば、女の赤ちゃんと男の赤ちゃんで周囲のあやしかたが異なるのは、赤ちゃん自身の行動が違うからではなく、その赤ちゃんのジェンダーを示す手がかりによって決まるという。

こうしたジェンダーバイアスは有害な結果につながりやすい。『公共経済学誌（*Journal of Public Economics*）』に掲載されたある論文によれば、エルサレムにあるヘブライ大学のヴィクター・ラヴィとイスラエル銀行のエディス・サンドは、小学校の教師（大半が女性）がつけた児童の成績を、国内模試の教師（児童の性別を知らない）がつけた同じ児童の成績と比較した。[※4]その結果、一部の学校教師は一貫してどちらかのジェンダーの児童によい点をつけた。男児に厳しい教師もいたが、女児に厳しい教師はその二倍いた。平均すると、これらの教師の教えを受けた女児が国内模試より学校のクラスの試験で低い成績を取る一方で、男児は国内模試よりクラスで高い成績を取った。もっとも懸念されるのは、この影響が長期にわたる影響をおよぼすということだ。小学校五年生のときに女児に対して厳しい教師に教わった女子は、他の女子と比べて高等学校に入ってから数学のAレベル（一般教育修了上級レベル）のクラスを避けがちで、Aレベル試験で低い成績だった。他方で、そのようなクラスにいた男子は、バイアスのない教師に教わった男子より高成績だった。

　このような影響を考慮するならば、イニシャルや無記名で試験をすれば、教師がジェンダーの枠組みを通して生徒を見ることを避けられる。だが残念なことに、たいていの場合には、生徒がイニシャルを使ったり、教師がジェンダーに影響されないようにしたりすることはできない。また、自分自身に対してこうした方法を取ることもできない。

　私がとりわけ心配なのは、自分で自分をジェンダーに当てはめる自己ステレオタイプ化が人生の早期に始まることだ。ニューヨーク大学のアンドレイ・シンピアンとプリンストン大学のサラ＝ジェイン・レスリーは、同僚たちとともに、古くからある神話——天才は男性、しかも白人男性に限られる――が幼い子どもに与える影響を調べることにした。一世紀以上前、ノーベル賞を受賞した生物学者イリヤ・メチニコフが、この考えについて『ニューヨーク・タイムズ』紙のインタビューでこう話している。「私は、才能とは髭《ひげ》や強い筋肉と同じく男性の資質だと思う」[※5]。残念なことに、シンピアン、レスリー、リン・ビアンが二〇一七年に『サイエンス』誌で指摘したように、この古くからの神話は二一世紀になった今も消え去ってはいない[※6]。研究者は、この神話の現代版を「才能という罠《わな》」と呼ぶ。『サイエンティフィック・アメリカン』誌に掲載された記事（邦訳は別冊日経サイエンス『性とジェンダー』ほか所収）で、シンピアンとレスリーが彼らの研究についてこう述べている。「私たちは数百人の五～七歳の男児と女児に多項目にわたる質問をし、これらの児童がとっても、とっても頭がよい（「天才」を子どもにわかりやすく説明した言葉）と自分のジェンダーとを関連づけるかどうかを測定した。その結果は……早期におけるジェンダーの固定観念《ステレオタイプ》の獲得にかかわる文献と一致し、私たちはやはり衝撃を受けた」[※7]

　これらの研究者は、五歳の男児と女児では自己評価に違いを認めなかった。だが、ちょうどこの年齢に達するころに、ステレオタイプが彼らの思考に入り込むと思われた。六歳になるまでには、女児は男児に比べて自分と同じジェンダーの子が「とっても、とっても頭がよい」とは考えなくなるのだ。天才を異性と関連づける程度が高いほど、女児は「とっても、とっても頭がよい子」になるための競争に対する興味を失いがちになる、とシンピアンとレスリーは述べる。この証拠は、天才にかんする固定観念と子どもの向上心が人生の早期に結びつくことを示唆する。するとその後の発達段階において多くの有能な女性が、天才に限られると社会的に見なされている分野に挑戦しようと考えなくなる。

　別の研究で、シンピアンとレスリーらは、哲学、物理、数学の一部の分野など天与の才に大きく依存すると考えられがちな学術分野で、博士号を取得する女性やアフリカ系アメリカ人が少ないことを発見した。このことは、心理学や分子生物学など、才能はさほど関連がないと考えられている学術分野とは対照的と言える。[※8] 彼らの研究の真意は、『サイエンティフィック・アメリカン』誌に発表された彼らの記事の副題「天才をことさらに重んじる傾向が、特定の学術分野から女性とアフリカ系アメリカ人をいかに巧妙に締め出すか」に見事にとらえられている。

　もちろん、バイナリーな考え方にはより深刻な影響がある。この世界には、女性が財産を所有したり、親の遺産を受け継いだりすること、銀行口座を開くこと、男性家族の同伴なく自動車を運転したり、家を離れたりすることを許さない昔ながらの社会が一部に存在する。さらに殺人まで正当化する社会もある。そのような社会では男性は、女性が自分の家族に恥辱をもたらしたと判断した場合には、その女性を殺すことが許されるのだ。他方の西洋社会でも、女性は性的嫌がらせ《セクシャル・ハラスメント》や性的暴行に遭うことがけっして少なくなく、このことは＃ＭｅＴｏｏ運動の広がりを見ればよくわかる。

しかし、男性もジェンダー規範の悪影響を免れてはいない。未成年や成人の女性が被る被害は表に出やすいが、未成年や成人の男性は、ジェンダーの枠組みにおいて支配的グループにいるというだけの理由で被害を被ることがある[※9]。

映画でも有名になったタイタニック号は氷山にぶつかって沈没した。船に乗っていたレオナルド・ディカプリオとケイト・ウィンスレット演じる若い恋人どうしが、一人しか乗れない木の板を見つける。二人のうちどちらが命を救ってくれる板の上に乗れるのだろうか。現代の父権主義社会の規則はあまりにも無慈悲で、この問いについて考えるまでもない。もちろん、女性が板の上に乗るのに殊勝にも手を貸すのが男性というものであり、自分は氷のように冷たい水につかったまま死を待つのみなのだ。

沈没する船に乗っていなくとも、男性は父権主義社会で権力を有する側にいることで不当な目に遭うことが多い。戦争で大量に死に、職場の事故で怪我を負い、芸術や稼ぎにならない分野のキャリアを捨てても家族を養う義務があると感じるのもたいてい男性である。すべては社会の支配的グループの一員であることから生じる。このグループの成員であることは、権力を持ち、行使するだけではなく、権力を持たず支配者の要求に苦しむ人たちに救いの手を差し伸べなくてはならないことをも意味するのだ。

女性の場合と同じく、ジェンダーの有害な影響は男性の場合も早期に始まる。もっとも憂慮すべき結果は情動に見られる。

生後の二年間は、男の赤ちゃんと女の赤ちゃんで平均すると感情表現に違いはない。このことは、ロザリンド・フランクリン医科学大学シカゴ・メディカルスクール神経科学科のリーズ・エリオットが、著書『女の子脳 男の子脳――神経科学から見る子どもの育て方』で多くの文献を検討して結論づけた通りだ。[※10] 女の赤ちゃんと同じく、男の赤ちゃんも笑い、泣き、動揺し、嬉しがり、怒り、はにかむ。もちろん、それぞれの赤ちゃんによってかなりの差はあるものの、男の赤ちゃんと女の赤ちゃんのグループレベルでは大きな違いは認められないことが研究によってわかっている。それでも、赤ちゃんの周囲にいる人びと――両親、祖父母、兄弟姉妹、その他の人びと――は、男女の赤ちゃんに対して異なる態度で接する。一般に男の赤ちゃんより女の赤ちゃんにより頻繁に話しかけ、とくに感情にかかわる話をする。例外は怒りで、周囲の人は怒りにかんしては女の赤ちゃんより男の赤ちゃんにより頻繁に話しかける。さらに、感情表現に対する対応も男の赤ちゃんと女の赤ちゃんによって異なる。

女の赤ちゃんが泣くと、男の赤ちゃんより周囲に対応してもらえることが多い。だが、男の赤ちゃんは泣いても無視され、年齢が上がると叱られることすらある。「男の子でしょ」「男の子は泣かないものよ」「赤ちゃん／女の子みたいに泣かないの」などと諭されるのだ。他方で、女の赤ちゃんが怒ると、男の赤ちゃんより無視されたり、叱られたりすることが多い。「いい子になさい」「女の子らしくするのよ」と言われるのだ。エリオットが引用した研究では、もう少し年齢が上がった二、三歳児で、性差が見られ始めるという。女児は男児より言葉や表情で感情を表現するが、怒りは例外で、怒りをより頻繁に表現するのは男児だ。第４章で説明したように、こうした男女差が赤ちゃんのときに異なる扱いを受けた結果であるかどうかは断言できないが、そうとしか思えない節もある。

ちなみに、男児や男性の情動を担う脳回路に欠陥があり、感情表現を阻んでいるということはまず考えられない。ＦＩＦＡワールドカップ（男子）のゲームを観戦したことのある人なら誰でも、プレイヤーや男性の観客の顔にじつにさまざまな感情が浮かぶのを見たと言うだろう。しかし、ピッチの外では、男性は年齢にかかわらず人としての諸々の感情を人前で見せることはあまりない。

女の子と男の子に対する私たちの接し方の差はたいてい小さいものの、長い人生のうちには多くの人からわずかながらも異性と異なる扱いを受けるのだから、私たちはけっきょく男女どちらにも害をなしていることになる。子どもたちにジェンダーという情動の拘束衣を着せることで、権力に手を伸ばせない女性と、感情を見せることを許されない男性を育て上げているのだ。

もちろん、怒りをコントロールする術を学ばなければ深刻な問題にぶつかるかもしれない。それでも、そうすることが適切と思える場合――不当な扱いを受けたときなど――には怒りを表明することを知らなければ、やはりよい結果は生まれない。女児に怒りを抑えるように教えることによって、私たちは必要に応じて自己主張する能力――成長後に報酬や昇進について交渉したり、自分が望むものを入手したりする際に必要な性質――を女性から奪っているのだ。

男性は、強くあるべきであり、自由に感情を表すことは慎むべきだという期待のために代償を払っている。二〇一五年のドキュメンタリー映画『男らしさという名の仮面』は、男性が成長期に言われるもっとも有害な言葉「男らしくしろ！」が持つ影響を深く掘り下げた。インタビューに応じた男性は、感情を隠すべきだと周囲に教わり、表に出してもいい感情は怒りしかないのだから、温かさ、思いやり、親しみが育つわけがないと口をそろえて言う。

つねに男らしさを証明しなくてはならないことも、男性の精神衛生に影響を与える。インディアナ大学ブルーミントン校で行われた研究によれば、男らしさの規範に従うことを強要された男性は、そうでなかった男性に比べて、うつ病や薬物乱用に陥りやすく、心理学的な治療を自ら求めることが少ない[※11]。理想的な男らしさの三要素は、とくに男性にとって有害である。その三要素とは、自信にあふれていること、プレイボーイらしく振る舞うこと、女性を自分に従わせることである（これらの男らしさの認識が女性に与える効果を知ることはこの研究の目的ではなかったが、女性にとって最後の二要素が有害であるのは間違いない）。

一般的なジェンダーの枠組みに当てはまらない人が傷ついていることは言うまでもないが、私は女性と男性のどちらがより傷ついているかを述べたいわけでもない。むしろ、ジェンダーバイナリーという二分法によって私たち全員が傷ついているのだから、ジェンダーという枠組みを排除する理由は十分にあると言いたいのである。

Ⅳ

ジェンダーのない世界へ

第17章

ジェンダーという神話にどう対処するか

二〇一七年七月、グーグル社のエンジニア、ジェームズ・ダモアがある社内文書を書き、世界中のメディアの注目を一身に集めた。[※1] ダモアは、グーグル社のジェンダー多様性《ダイバーシティ》制度は男性に対する差別であり不公平であると述べた。彼の主張によれば、ソフトウェアエンジニアに女性が少ないのは、女性が生まれつきこの職務に必要とされる能力に欠けるからだというのだった。「男性と女性の能力に違いが認められるのは一つには生物学的原因のためであり……これらの違いが技術職や管理職に女性が男性と同程度いない理由である」と彼は述べた。さらに彼は、女性と男性で平均して異なる資質や能力——協調性や物より人に対する興味など——をリストアップし、これらの特徴分布の「集団レベルにおける差異」を考慮しない限り多様性は望めないと主張した。

ダモアはグーグル社を解雇されたが、その理由は誤った科学理論を振りかざしたからではなかった。いくらか不正確であったとはいえ、彼の文書は正式な学術雑誌の内容にもとづいていて、残念なことに著名な学者の出版物に見られる女性と男性にかかわる見解を提示していた。彼がリストに挙げた性差の一部は大規模な調査やメタ解析によって実証されていたのだ。たとえば、女性は男性と比べて平均して物より人に興味を示し、[※2]神経症的な性格ゆえに不安感が強く、外向性にもとづく自己主張が弱く、[※3]仕事と人生のバランスをより大切にする。また、ダモアが指摘した他の資質は、かならずしも研究による裏づけはなくとも一般常識に深く根ざしていた。男性は高い地位を望むとか、女性は社会性や協調性に優れるなどである。

　このような「女性とはこういうもの」で、「男性とはああいうもの」だという類《たぐい》の俗説の難しいところは、それ自体は証拠そのものではなく解釈であるということだ。一般に俗説について述べるとき、たとえば、技術職や管理職に女性が少ない理由を説明するとき、私たちは実際に何が起きているかを知るためにあらゆる証拠を偏りなく検討するのではなく、とかく現実を示す証拠の中から自分の考えに合うものを選びがちだ。

　まず、いかなる職業にしろ、いくつかの資質の組み合わせが必要だという事実から始めよう。ある職業に必要とされる資質――グーグル社のエンジニアに必要な資質など――をリストアップして、その分野では男性が優秀な成績を示すので女性より多い理由を説明しようとするとき、私たちは平均して男性によく見られる資質のうちから、自分たちの主張を裏づけると考えられる資質を選ぶ。自分たちの主張に反する資質――男性によく見られるものも、女性によく見られるものもある——はリストに入らない。こうして望ましい資質を挙げたダモアのリストには、上昇志向という項目が入っている。しかし、ハイテク産業のようにチームワークが欠かせない分野においては、上昇志向は必ずしも成功に結びつかないかもしれない。普通に考えれば、高い協調性はこの産業にプラスに思えるが、この項目はダモアの望ましい資質のリストに入っていない。それどころか、ダモアは高い協調性を女性の成功を阻む資質として挙げていた。

研究者も、動物の社会的行動を説明する場合に同様の選択的方法を用いることがある。多くの霊長類でオスがメスに対して支配的なのは、オスが体格が大きく、より攻撃的だからと長年にわたって主張してきた。これに対して、ブチハイエナのようにメスがオスに対して支配的な場合には、メスが平均してオスより大きく、より攻撃的だからとされていた。しかし二〇一八年、ライプニッツ野生動物研究所が『ネイチャー・エコロジー&エボリューション』誌で、この説に対する反証を報告した。[※4] 観察されたブチハイエナは、一対一の勝負で互いの優劣を決めるが、決め手となるのは体格の大きさや攻撃性ではない。どれほど多くの仲間の社会的支援を得られるかによって優劣を決め、集団の中での序列をつけるという。そしてブチハイエナの場合には、より多くの社会的支援を得られるのはオスよりメスであることが多かった。この論文の執筆者たちは、霊長類——ヒトも霊長類の一種だ——を含む他の種でも、「同盟関係にあるパートナーがいない場合や、パートナーが勝負に介入しない場合でも、社会的支援を多く得られる個体はより自己主張が強く、相手に勝利する可能性が高い」と述べている。

特定の職業で成功するのに必要な属性のリストを作成するとき、私たちはかなり資質が異なる人でも同じ仕事で成功できるということを無視しがちだ。これはチームには様々なメンバーがいることに当てはまるだろう。管理職もまたみな同じタイプではない。チームのやる気を引き出したいとき、たとえば、納期に間に合わせるために金曜の夜に部下にオフィスで頑張ってもらうようなとき、ある上司は自分のカリスマ性に頼り、別の上司は家族的な雰囲気をつくり出す能力を発揮し、さらに別の上司は権限を振りかざして仕事をさせるかもしれない。

この本をここまでお読みいただいたみなさんなら、きっとモザイクが「男らしい」または「女らしい」資質のみの人はまずいないとご理解いただいたことだろう。人は誰もが異なるモザイクを持つ。だから、望ましい資質のリストづくりにおいては、仮にある人の資質がすべて「男らしい」場合でも、一つの「男らしい」資質が高ければ、その人の他の「男らしい」資質も高いと自動的に考えていると驚くことになる。ある男性がキャリアを最優先するからといって、その人物がかならずしも自己主張が強いとも限らない。『ジャーナル・オブ・カウンセリング・サイコロジー』に報告された、参加者の合計が一〇〇万人以上におよぶ研究成果のメタ解析結果によれば、そのような人物は物と人の両方に関心が強いかもしれないという[※5]。もし人が異なる資質のモザイクを持たないのだとしたら、ある職にふさわしい男性的な資質を持つ候補者は全員が身体的な攻撃性が高いと考えなくてはならない。なぜなら、身体的な攻撃性は女性より男性に多く見られるからだ。[※6] だが、そのような候補者はどんな職業でも望ましいとは考えられないだろう。

　選択的な証拠集めは、ある職業に必要とされる資質のリストに限らない。これらの資質を定量化する手法にも、ジェンダーにまつわる偏見《ステレオタイプ》のバイアスがかかっていることが多い。一般に、投資や起業にかかわる人は男性が多く、それは男性が女性よりリスクをいとわないからだと言われる。しかし、メルボルン大学のコーデリア・ファインが著書『テストステロン・レックス――性別、科学、社会の神話を暴く（*Testosterone Rex: Myths of Sex, Science, and Society*）』で指摘するように、この主張を裏づけるために引用された「証拠」には論理の穴があった。男性は女性よりリスクを好む傾向にあると考えられているが、アンケートに盛り込まれた高リスクの活動には、スカイダイビングのようにもともと女性より男性がよくする活動が含まれていたのである。アンケートで浮き彫りにされたリスクにかかわる性差は、アンケート作成者が次のような設問をもっと増やしたら間違いなく減少しただろうとファインは言う。**大事な晩餐会のために見栄えはするが作り方の難しいスフレを焼く可能性はどのくらい？　フェミニスト的な主張をして女嫌い《ミソジニスト》の人物の反感を買うリスクを負うことは？　あるいは、収入はいいが、性差別やセクシャル・ハラスメントが横行していそうな分野の職業訓練を受けることは？**[※7]

仮に各資質に見られる性差をバイアスを交えずに測定しても、ジェンダーにまつわる神話――「男性とはああいうもので、女性とはこういうものだ」という考え――によって、測定された資質はバイナリーに提示され、証拠が歪《ゆが》められる結果になってしまう。しかし、もう何度も見てきたように、どんな指標を選ぼうとも両性間には大きな重複が認められる。上述したように、女性は平均して神経症気味なので不安感が強いが、広範な研究の統計解析によれば、男性の三八％は女性よりも不安感のスコアが高い。[※8]

今度は、幾何学的形状を持つ物体の心的回転《メンタルローテーション》の性差について考えてみよう。ちなみに、心的回転はエンジニアの適性としてふさわしいと考えられがちである（心的回転の神経メカニズムの性差については第8章で述べた）。このタスクでは、男性が平均して女性より高いスコアを取る。カナダのゲルフ大学の研究者による大規模な研究では、一三万人以上の男性と一二万人以上の女性を調べた。その結果、心的回転の平均スコアは六点満点で男性が三・一六、女性が二・一五だった。[※9]ところが、約三〇％の女性は平均的男性よりスコアが高かった。エンジニアにこのタスクの能力が重要だと仮定するなら、また男女双方にこの能力が高い人が存在し、両性ともに平均スコアが比較的低いのであれば、グーグルなどのIT企業でエンジニアを雇用するための最善の戦略はどうあるべきなのだろうか。男性の応募者がこのタスクに特別優れていると自動的に決め込むのがいいのか。あるいは、応募者全員に心的回転の試験を受けてもらい、高得点の応募者を選ぶのがいいのだろうか。

最後に述べるのは、観察される性差は「生来」のものだという根拠のない思い込みがある、ということだ。性差は「生まれつき」あるいは「あらかじめプログラムされている」と見なされ、そのために私たちには対処できないし、すべきでもないと考えられている。しかし、すでに見てきたように、女性と男性の違いが生物学的な性別から直接生じる結果、つまり性別にかかわる遺伝子やホルモンの結果であると結論づけることはたいていの場合には不可能だ。他方で、観察される女性と男性の違いにはジェンダーが寄与していて、さまざまな能力がどう発達し、それらの能力がどう行動に現れ、その行動がどう受け取られるかに（第16章で述べた架空のジョンとジェニファーに起きたように）影響を与える。

だが、ジェンダーという枠組みは私たちの能力と知覚を歪めるだけではない。男性の多い分野では女性は歓迎されていないと感じ、その分野の研究職を辞したり、そもそもそのような分野に手を染めなかったりする。米国科学アカデミーが二〇一八年六月に発表した報告書によれば、おもに科学系の女子学生に対する「ジェンダー・ハラスメント」――女子学生たちは小馬鹿にされて居心地の悪い思いをする――が横行しているという。[※10] テキサス大学が行った大規模な調査によれば、医学系の女子学生の五〇％と工学系の女子学生の二五％が、蔑《さげす》むような冗談や、女性は科学分野で成功するほど頭がよくないという言葉をかけられたことがあると報告した。そのような敵意ある雰囲気は女性の成功の妨げとなり、排除につながることさえありうる。

セクシャル・ハラスメントは女性にとってもう一つの障害となる。とくに、その分野において男性が大勢を占めるならなおさらだ。『ニューヨーク・タイムズ』紙掲載のケイティー・ベナーの記事によれば、シリコンヴァレーとして知られるカリフォルニアのハイテク産業エリアで働く女性は、しょっちゅう性的な誘いを受け、同意なく身体に触れられ、性差別的な言葉を浴びせられるという。同紙の司法レポーターであるベナーは次のように述べている。「女性たちの経験は、投機資本やスタートアップ・エコシステム――ハイテク産業の基盤を成し、グーグル、フェイスブック、アマゾンなどの企業を生み出した環境――におけるジェンダーの不均衡があまりに大きい理由を説明してくれる[※11]」

ジェンダーのある世界でキャリアを積もうとする女性が経験するこうした障害を考慮するならば、現存する男女格差を説明するために真偽の怪しい「生来の」特徴の選択的リストを作成するより、ジェンダーバイナリーな考え方のあらゆる誤りをできるだけ排除する方が性差別をなくすためにはるかに役立つように私には思える。ジェンダー間のすべての壁を取り払えば、諸分野やグーグル社などのエンジニアのあいだで男女のどちらが大勢を占めるようになるだろうか。想像もつかないが、私にとってそれは重要ではない。

重要なのは、誰もが自分の態度、嗜好、特徴のモザイクに合った道を選べるような環境をつくり出すことだ。第19章から、そのような環境を実現するために何ができるかについて述べようと思う。でもその前に、ジェンダーバイナリーに入り始めている亀裂について、そしてそれにかんする見解を少々述べておこう。

第18章 混ざり合うジェンダー

私が一八歳のとき、ある男性の友人が空軍パイロットの訓練コースに入った。その彼が、女性は二つのことを同時にできないのでパイロットになれないと私に言った。私が三四歳のとき、私の子どもたちの父親は、男性は二つのことを同時にできないので、電話で話しながらオムツを取り替えることができないと言った。

どちらの言い分が正しいのか迷っている方のために付記しておくと、マルチタスクにかんする知見は、これまで述べてきた女性と男性を比較した多くの事例と同じパターンをたどってきた。女性が平均してある認知能力に優れていると報告する研究があると、その能力に優れているのは男性だという研究が出現する。そしてすべての研究において、ジェンダー間の差は平均すれば小さく、個々の女性と男性のスコアには大幅な重複が認められる。[※1] このパターンは、実際に違いがあるか、それとも単なるイメージかを問わずほぼどんな問題を取り上げても当てはまる。いずれにしても、ある人がパイロットになれるか、あるいは電話で話しながらオムツを取り替えられるかを決めるのは、その人自身のスコアであり、その人が属する性別の平均値ではない。

女性と男性が同じか違うかについてはさまざまな意見があるが、私はどちらでもないと言いたい。私たちはみな異なるのだ。一人ひとりがその人に特有の特徴のモザイクを持っている。特徴の一部が女性によく見られ、他の特徴が男性によく見られても、そのことは各人の資質や性格とはかかわりがない。少なくとも私はそうあるべきだと考えている。

したがって私は、西側社会でバイナリーなジェンダーの枠組みが崩壊しつつある現状をきわめて喜ばしく思っている。ジェンダーにかんするすべてにおいて、反発を招きつつも、多様性がどんどん私たちの問題意識や主流の思潮に入ってきている。既存のジェンダーの枠組みに一致しない行動をする人は、かつては社会の隅に追いやられていたが、いまや映画、テレビ、舞台などで頻繁に見聞きする。オーストリアの歌手トーマス・ノイヴィルトは、成長期にあった一九九〇年代にはゲイであるために偏見を持たれていた。二〇年後、コンチータ・ヴルストという芸名で髭面の女性歌手として世界のスーパースターになり、二〇一四年のユーロビジョン・ソング・コンテストで優勝しようとは、本人も思っていなかったに違いない。

多様性は性自認《ジェンダー・アイデンティティ》〔自分の性別をどのように認識するか〕においても顕著になってきている。性自認は、女性と男性が平均して相互に大きく異なる心理学上の重要なパラメータである。私がフェイスブックを始めたころ、性別欄で「男性」と「女性」から一方を選んだ記憶がある。しかし、この数年のあいだにフェイスブックは米国版のパーソナル・プロフィールに新しい「カスタム・オプション」のジェンダーリストを提供し始めた。最後にチェックしたときには、このリストには七一の選択肢があり、「パンジェンダー」や「ジェンダー・ノンコンフォーミング」〔いずれも、性自認が既成概念に当てはまらないと考える人〕もあった。

アメリカでは、州政府や連邦政府も伝統的でないジェンダーを認め始めている。私がこの本を書いているあいだにも、リストの項目は増え続けている。二〇一七年六月、ワシントンDCは、運転免許証や身分証明書の性別欄に性的中立《ジェンダー・ニュートラル》を意味する「X」の選択肢を用意した。同年の八月、カナダは、国民がパスポートなど公的文書の性別に「特定せず」を選べる少なくとも一〇か国（ドイツ、インド、ニュージーランドなどが含まれる）に加わった。二〇一九年一月には、ニューヨーク市が性別を特定しない出生証明書の発行を始めた。前年にこの制度を導入したカリフォルニア、オレゴン、ワシントンの三州に続いた形だ。

性自認の多様性は旧来のジェンダー観を持つ——人はみな出生時に与えられる男女いずれかの性別に当てはまると考える——人にも認められる。研究によれば、身体と心の性が一致するいわゆるシスジェンダーと呼ばれる人びとも、性自認は想像するよりはるかに曖昧だという。私たちは、この現象を調べたある研究に興味深い報告を見出した。その報告によれば、トランスジェンダーと呼ばれる人びと〔身体と心の性が一致しない人〕のなかには、男女双方に属すると感じる人や、どちらにも属さないと感じる人がいるという。[※2] そこで私たちは二一五五人のシスジェンダーの人に無記名のアンケートで、自分を男性あるいは女性だと感じる頻度を0（一度もない）～4（つねにそう感じる）のスケールで評価してもらった。あらゆるジェンダーのタイプをアンケートの選択肢に入れることはあえてしないで、ただもっとも一般的な男性と女性にのみ絞った。また各人が「男性」と「女性」という言葉にどのような意味合いを込めているかは問題にしなかった。ただ質問し、回答をまとめた。予想通り、グループレベルでは、男性は女性より「男らしい」と自認し、女性は男性より「女らしい」と自認すると答えた。しかし、二〇一三年に『サイコロジー＆セクシュアリティ』誌に報告した通り、驚くべきことに、調査に参加した人の約三五％が男性と女性のどちらとも自認することがあるという。[※3] しかも、これらの人びとは自身を「男性」あるいは「女性」と見なす人びとで、「トランスジェンダー」や「その他」のカテゴリーに入る人ではない。

私たちはより大規模で国際的な追跡調査を行い、その結果を二〇一八年に『アーカイブ・オブ・セクシャル・ビヘイビア』誌に発表した。調査では、英語圏の数か国に住む四七五九人のシスジェンダーの男女に性自認について尋ねた。[※4] その結果、参加者の三八％が自分が異性ならいいのにとある程度感じると答えた。ほぼ同じ割合の参加者が、ときどき自分が異性であればいい、あるいは異性の身体であればいいと思うと答えた。こうした感情は典型的にはトランスジェンダーの人や、バイナリーでない性自認の人に見られる。これほど多くのシスジェンダーの人がこうした感情を経験するという知見は、ジェンダーの多様性を病理として扱うべきではないという「世界トランスジェンダー健康専門協会」の立場を支持する。[※5]

　トランスジェンダーと呼ばれる人びとにも性自認に大きな幅があり、このことは私たちが二〇一八年に『ジャーナル・オブ・セックス・リサーチ』に発表した研究から明らかである。[※6]研究では、四〇六人のトランスジェンダー参加者の多くが女性と男性のどちらとも感じるし、どちらでもないとも感じると語った。いささか驚いたことに、（生まれたときに割り当てられたジェンダーと）「反対のジェンダー」になりたいという感情は、かならずしもそのジェンダーの身体を持ちたいという強い願望を伴わなかった。

「いささか驚いた」と述べたのは、トランスジェンダーにかかわる現在の見方では、この願望がトランスジェンダーであることの重要な側面とされているからだ。それにもかかわらず、私たちが得た結果は、ミズーリ・ウェスタン州立大学のケイ・シーブラーやその他の人びととの主張を裏づけている。彼らの主張によれば、一部のトランスジェンダーの人が受けるホルモン療法や手術は、身体の外見を自分の心理的なジェンダーに合わせたいという本人の願望というよりは、むしろ社会の側の期待なのかもしれないというのである。[※7]

したがって、性自認の表現にかかわる規範を緩めることで、トランスジェンダーだけでなく、シスジェンダーの人が感じる焦燥感も和らげることができるだろう。そうすれば、自分の性自認が男女というバイナリーな枠組みに収まらない多くの人の経験に寄り添うことができる。既存のジェンダーの枠組みに合致しないことから生じるストレスはむろん緩和できるし、トランスジェンダーの人やバイナリーなジェンダーに適合しない人が感じる自分の身体を変えなければという重圧も減るに違いない。

性自認の多様化《ジェンダー・ブレンディング》は、幼いころから始まっている。これについては、アリゾナ州立大学とニューヨーク大学の研究者たちによって報告されている。[※8] 二〇一七年に『チャイルド・ディベロップメント』誌に掲載された彼らの研究では、四六七人の男女の小学一年生、三年生、五年生に、自分を自身のジェンダーに近いと感じるか、あるいは反対側のジェンダーに近いと感じるかと尋ねた。子どもたちの約三〇%が自身のジェンダーらしく感じると答えた一方で、約一七%がどちらのジェンダーにも近いと思わないと答えた。

これらの知見が注目すべきであるのは、私たちがジェンダーとは「二つのうちどちらか」と何度も教えられてきたはずだからだ。もしあなたが女性なら、成長して大人の女性になる。もしあなたが男性なら、成長して大人の男性になるのだ。ところが、私たちをどちらかのジェンダーに閉じ込める世界で、女児も男児も、女性も男性も多くが、どちらかと言えば両方、あるいはどちらでもないと感じている。

ここ数十年にわたって行われてきた研究は、私の研究も含めて、人間は心理学的な特徴において各自が大きく異なるし、人間の本質は二つのうちどちらか、つまり女性か男性かという枠組みではとらえ切れないということを示している。

そう遠くない未来、このような考えが当たり前となって、ジェンダー研究が歴史の講義になり、ジェンダーの話題が出たら、子どもたちが両親（または祖父母）になぜ昔の人は人間を生殖器によって分類したのかと尋ねるようになっていればと願う。

第19章

ジェンダーフリーの教育

小学二年生のとき、私の通っていた小学校では女児も男児も参加できる課外授業があった。それなのに、ある工作の授業だけは対象が男児のみになっていた。「なぜ女の子はこの授業に出られないの?」と私は母に聞いた。母は答えられなかったが、先生に尋ねてみなさいと言った。教師にも理由はわからず、校長先生に聞いてみたらと言われた。こうして七歳の私は人生初のフェミニストの使命を帯び、校長室を訪ねることになった。

校長先生も私の質問の答えを知らなかった。だが、質問してからすぐに工作の授業に女児も出ていいと発表があった。数週間後、校長先生が保護者会で私の両親に娘さんは工作の授業を楽しんでいますかと尋ねた。私がその授業を選ばなかったと知ると、校長先生は驚いた。母はこう説明したという。「ダフナは工作の授業を受けたいかどうかは考えていなかったのですが、ただ選べるかどうかを知りたかっただけなのです」（念のため、私は次の学期に工作の授業を実際に選んだ。覚えている限りでは、おもに木工の活動を楽しんだと思う）。

私は、子どもは生殖器の形態にかかわりなくさまざまな選択肢を与えられるべきだと思う。もし教師が女児には物語の読み聞かせをし、男児には球技をするように指示したとすれば、その教師は男児と女児双方の選択肢を狭めていることになる。そのことによって、教師は「子どもは二つのタイプに分けられる」というおそらくは無意識の先入観をさらけ出すことになる。つまり、球技は好きだが、物語を聞くのは嫌いな子どもと、物語は好きだが球技は嫌いな子どもがいるという考えだ。だが、この本で一貫して見てきたように、ヒトの性質はきっぱり二つの類型に分けられるものではない。

たとえ女児と男児の、特定の特徴や特定の活動に対する好みが平均して異なっていたとしても、かならず両者には重複がある。異性の児童に見られる特徴を持っていたり、典型的に異性の児童のものとされる活動を好んだりする子はいつでもいる。だから、異性の児童が好む活動をしたい子どもがいれば、その子がその活動をするのを制限する理由はない。同じように、大半の男の子はサッカーを好むのだとしても、あなたの息子さんがチェスをしたいのであれば、それをさせてあげるべきなのだ。

もし教師が二つの活動の選択肢を与えたら、男児より多くの女児が物語の読み聞かせを選び、女児より多くの男児が球技を選ぶかもしれない。しかし、どちらもしたい児童や、どちらもしたくない児童もいるはずだ。つまり、もっとも基本的なモザイクの概念で、わずか二つの活動について考えただけで、二つのタイプではなく「四つのタイプ」の子どもがいるということになる。より多くの活動を考慮すれば、さらに多くの「タイプ」の子どもが現れるだろう。子どもたちの自由な選択をわずか二つのタイプに絞るだけで十分に不適切だが、それを生殖器の形態に応じて行うことは子どもたちに対する侮辱と言える。

研究によれば、ジェンダーにまつわる固定観念《ステレオタイプ》を内面化することによって、子どもたちは自分の性別に「ふさわしくない」と考えられている活動を選択し、楽しみ、それに秀でる機会を奪われるという。[※1] これだけでも、活動を「女児向き」と「男児向き」に分けることを避けるに十分な理由だ。

人の親や教育者として私たちは、社会が男児と女児に何がふさわしいと考えているかにかかわりなく、子どもたちが行動し、意見を述べられるようにすべきだと私は考える。球技も読書も楽しみ、自己の意見を持つとともに他者に共感し、自分の目的を果たすために全力を尽くし、しかも悲しみや不満を表明できる環境を与えてあげるべきなのだ。社会全体として考えたときには、肌の色とかかわりなく特定の分野を選ぶのを制限しないのと同じように、私たちはあらゆる分野をすべての人に開放し、性別にかかわりなく自分の能力を自由に伸ばせるようにすべきだ。

私たちは、あらゆる行動が人としてふさわしいかどうか倫理的な判断をする必要がある。判断に際しては、その行動が生得のものか学習したものかに惑わされてはならない。また、男児あるいは女児がある才能に「生まれつき」恵まれているなどと考えるべきでもない。暴力が有害と見なされるならば、たとえ人は「生来」ときに暴力的になるのだとしてもそれを防ごう。私たちが数学、スポーツ、自己主張、共感、感情の表現力が重要だと考えるのであれば、子どもたちは誰もが——性別にかかわりなく——これらの能力を学ぶべきだ。こうした能力に問題を持つ子がいたら、その問題が遺伝子、ホルモン、親の育児法、文化のどの影響であっても、識字障害のある子にしてきたのと同じく、ある程度のレベルに達するまで支援してあげるべきなのだ。

　こうした努力を始めるのは早ければ早いほどいい。ある喜ぶべき進展（私はこの動きが広まることを願っている）は、数か国で多くの店舗がおもちゃを「男児向き」と「女児向き」に分ける販売法を改めると発表したことだ。たとえば、アメリカの大手小売チェーン店ターゲットは二〇一五年、不要なジェンダー表示があるという顧客の苦情に対応しておもちゃのジェンダー表示を廃止すると発表した。イギリスで始まった「おもちゃは皆のおもちゃ（Let Toys be Toys）」運動は、「おもちゃをジェンダーでなくテーマや機能によって分類し、どのおもちゃが好きか子どもに決めさせよう」というもので、店舗やウェブサイトでのジェンダー表示が減ったと報告した。しかし、「おもちゃのカタログでは、子どもの遊びがいまだに固定観念に沿って分類されている。男児が自動車のおもちゃで遊んでいる例が四倍、女児が赤ちゃんの人形と遊んでいる例が一二倍ある」と指摘している。

早期に始めるということは、学齢期に達するよりも前にジェンダーの枠組みにもとづく教育から自由になることを意味する。スウェーデンは、世界で五本の指に入るジェンダーが平等な国として世界経済フォーラムに長年認められてきていて、幼い子どもたちのためのジェンダーフリーの教育分野でリーダー的な存在だ。スウェーデンの公的カリキュラムでは、保育園は「伝統的なジェンダーの役割やジェンダーのパターンをなくすことを求められる」という。たとえば、おもちゃや活動をジェンダー別に分けることを避ける。また、「彼」を意味する *han* や、「彼女」を意味する *hon* に代えて、最近採用された性的に中立《ジェンダー・ニュートラル》な一般代名詞 *hen* を使い、子どもたちを「男の子」や「女の子」と呼ぶ代わりに「お友だち」と呼ぶ[※2]。一部の保育園では、一般に異性がすると考えられている活動を教え始めてもいる。男児にも大きなおままごと用のキッチンで遊ばせ、女児に「ノー！」と叫ぶ練習をさせて自己主張する力を養わせている[※3]。

だが、いちばんの難関は、ジェンダーの固定観念から抜け出し切れない教師の態度をどうにかして変えることだった。先生たちは自分が子どもに対応しているビデオを見て、自分がどれほど男児と女児に違う態度で接しているかに衝撃を受けた。多くの先生が、男児には使わないような複雑な構文や豊富な語彙を女児に対して使った。子どもたちが外に出て遊ぼうとするとき、ある先生は自分が男児にはコートを着せてあげるのに、女児には自分で着させているのに気づいた。「最初は、そのパターンに気づきませんでした」と、この先生は新聞記者に語った。「でも、次々にそんなパターンが見えて……。もう恐ろしくなりました」[※4]

ジェンダーフリーの教育の長期的な成果について語るのはまだ時期尚早だ。なにしろ、子どもたちはまだジェンダーのある世界に生きている。それでも、スウェーデンとアメリカの心理学者たちが二〇一七年に発表した小規模な実験では、伝統的な保育園に通う子どもたちに比べて、性的に中立《ジェンダー・ニュートラル》な教育を実践する保育園の子どもたちは知らない異性の子とも喜んで遊び、その子たちに対してジェンダーにもとづく臆測をさほどしなかった。[※5] ジェンダーフリー教育によってもたらされると考えられる利点――教室で叱る場面が減ること、女児がより強い自信を持つようになること――は、ドキュメンタリー「もう男の子や女の子とは呼ばない：私たちは子どもをジェンダーから解放できるか（No More Boys and Girls: Can Our Kids Go Gender-Free?）」でも明らかになった。ＢＢＣが製作した二部構成のこの番組は、ジャヴィド・アブドゥルモネイムが行ったある大胆な社会実験を追うものだった。実験では、七歳児のグループを、既存のジェンダーの枠組みに対応した扱い――女児なら love（かわいい子）、男児なら mate（相棒）と呼びかけ、それぞれのジェンダーにふさわしいおもちゃや活動を提供する――から解放することを試みた。[※6]

ジェンダーフリーの教育をしても、男女間の平均的な差異がなくなることはない。ジェンダーフリーの世界とはそのような違いが存在しない世界ではないのだ。違いのある場合もあれば、ない場合もある。それは、男女間の差異が存在しても個人にとって問題にならない世界なのだ。

ジェンダーがなくなったら、男性を超える数の女性が国際数学オリンピックに出場したと想像してみよう。それを知ったら、数学の好きな男の子に数学の勉強を止めさせるだろうか。将来、優秀な数学の成績を収められるのは男性の生殖器を持つ子どもには少ないから、時間の無駄になると告げるだろうか。そんなひどい話はないと思うかもしれない。だが、こと数学にかんする限り、私たちはとかく女性の生殖器を持つ子どもにそのような態度で接しているのだ。

数学やコンピュータサイエンスなどへの門戸を広く女性にも開き、文学や芸術への門戸を広く男性にも開いてほしいと言うとき、私は幼い赤ずきんに猟師を助けてくれというような、無理難題を要求しているわけではない。子どもに異性の役割を果たそうと言っているわけでもない。そうではなく、ジェンダーのレッテルを貼るのを意識してやめようと提案しているだけだ。そうすれば、子どもたちは男性と女性に無理やり分類されずにすむ。

このことを念頭に置き、男女別学について少々述べておきたい。この制度は世界中で長く採用され、多くは宗教的あるいは伝統上の理由からだった。ここ一〇年ほどで、男女別学が大きく注目を浴びるようになってきている。それは、男女は異なる脳を持つので、学習も異なるという誤った考えにもとづいている。[※7]

男女別学を推奨する人びとは、誠実な心配を口にする。男女共学では、クラスに一握りの乱暴な男子生徒がいて、女子生徒がのびのびと能力を伸ばせないというのだ。だが、数人の騒々しい生徒がクラスを支配すると、残りの生徒は男女を問わず全員が、からかわれたり暴力を振るわれたりせずに自分の意見を主張することが難しくなるはずだ。また、これらの支配的な男子生徒はグループに縛りつけられ、誰もグループから外れた行動を取ることはできない。そう考えれば、男子生徒のいない「安全地帯」を女子生徒のために設けるより、男子生徒による「支配」が起きようのない環境をはじめから提供することが、すべての子どもにとってよりよい選択になるのではないか。

男女別学に賛同する人びとは、特定の活動を男女別に分ける――チェスやバスケットボールを男子に、バレエやヴァイオリンを女子生徒に割り当てる――必要がなくなることを理由に挙げる。それは正しいのかもしれない。しかし、この利点は、男女別学というものの存在自体が発する残念なメッセージに比べればあまりに些末だ。男女別学があるということは、性別によってどの学校に通うかまで決まるほど、人にとって性別はとても重要だと言っているに等しいのだから。男女共学のクラスではジェンダーのレッテルをなくすのは男女別学より難しいかもしれないが、それこそ正にもっとも重要なメッセージ――生殖器の形態に社会的な意味合いはまったくない――を送ることのできる環境なのだ。

　子どもの学びは男性と女性という二つの異なるタイプに分けられない。だから、子どもを生殖器の形態によって男女別学にするのは正しい選択ではない。私たちがすべきなのはその正反対のことである。各人のニーズに応えられるよう学校の教育法に柔軟性を持たせ、子どもたちが男らしい技能や女らしい技能を自由に伸ばせる環境を提供するのだ。というより、いつの日か、「男らしい」とか「女らしい」とかいう言葉を使わなくなるのが理想と言えよう。

　たとえば、教室で何時間もすわっていられない子どもは、何か体を動かすことをしながら勉強すればいい（なわ飛びをしながら九九を暗唱するなど）。体を動かすより教室にすわっているのが好きな子には、なわ飛びを体力づくりに使うのが最適だ。こうして生徒みんなが九九をどちらかの方法で覚える――静かにすわっているか体を動かす――ことで、全員がもっとも重要な技能を磨く一方で、苦手なことを克服する機会を得る。その苦手なことは生まれつきかもしれないし、そうではないのかもしれない。

　ジェンダーフリーの環境を構築するためには、とかく子どもにジェンダーに即した反応を期待している教師にも保護者にも相当な努力が必要になるだろう。私の子どもたちが通う学校では、一年生から六年生までの女児と男児全員のカリキュラムに編み物が入っている。毎年、一年生の保護者がそのことを知ると、男児の父親の中には反論する人が数人出る。それでも、これまでのところ、そのような父親も子どもに編み物をさせないと言った人はいない。子どもたち自身は新たな技能を習得することに誇りを持っていて、その活動が女性的な活動であるとは知りもしない（幸運なことに、イスラエルでは編み物があまりに廃れてしまっているため、メディアを通して知ることはない）。私がサッカーの好きな息子とそのチームメイトたちをサッカーの練習後に自動車で迎えにいったとき、息子たちが動物のモチーフを編む宿題について話していて、二種の動物――ネコとクマだった――に必要な編み目の数を比較していた。つい、この子たちがいつの日か祖父になり、孫に靴下を編むことを想像してしまった。

教育をジェンダーフリーにするには、時間と手間がかかる。しかし、今、私たちは人の人生を変えることができる。まず、自分の子どもたちから始められるのだ。

第20章 子どもたちをジェンダーから解放する

数年前、当時五歳ぐらいだった私の三男が、誕生日のパーティーから戻ってきた。体中にピンクの紙きれをくっつけて、「ぼくはピンク色の忍者だ」と言った。ピンクの紙リボンを架空の敵に投げながら、家中を楽しそうに走り回った。そのあと私のところへやって来て、こう訊いた。「男の子はピンクが嫌いだと思っている人がいるのを知ってる？」私は知ってるわよ、と答えた（長い返事は後日に取っておいた。「でも一〇〇年前にはね、ピンクは男の子の色で、ブルーは女の子の色だったの」というのが長い方の答えだった）。すると、三男がこう言った。「おかしいよね。ぼくは男の子だし、ピンクが好きなのに」

そのとき、私は社会が発する根拠のないメッセージから自分の子どもたちを守れたことに気づいた。息子は自分が変だとは思わなかった。変なのは周りの人の方だと知っていたのだ。実際、一人でもピンクが好きな男の子がいるのなら、どうして男の子はピンクが嫌いだなどと主張できようか。

社会がこのことを忘れさせようと圧力をかけても、子どもたちは本能的にそのことを察している。あるとき、まだ幼かった子どもたちと車に乗っているとラジオから女性歌手の歌が流れてきた。女性は「私はあなたが思うより女よ」と唄っていた。私にはこの文章の意味はよくわかった。どうすれば男らしく、女らしくなれるかというメッセージを嫌というほど聞かされ、多くの人は自分は男らしくないのではないか、女らしくないのではないかと心配する。でも、子どもたちは聞いた。「この人はなぜこんなことを言っているの？　女にとても女らしいとか、あまり女らしくないとかあるの？」

私は、幼児をジェンダーフリーに育てようとした保護者の失敗談をよく耳にする。幼子にありとあらゆる種類のおもちゃを買い与えたのに、その子がけっきょく固定観念《ステレオタイプ》に染まって失望した話などだ。保護者の中には、このことは子どもが生まれる前から固定観念を刷り込まれていることを意味すると考える人びとがいる。そういう人には、私はこう答える。そうかもしれないが、子どもが教えもしないのに固定観念を身につけたことはその証拠にはならない、と。なぜなら、子どもたちは行く先々でジェンダーの固定観念に遭遇するからだ。研究によれば、子どもがジェンダーにかんする規範を身につけるのは、両親より仲間の子どもやメディアからだという。

私が、自分の子どもたちにジェンダーの固定観念を隠さないのはこの理由からだ。いや、より望ましいのは、固定観念の存在を認め、それはいくらか証拠にもとづいていることもあるが、多くは証拠にもとづいていない誤った信念だとわからせることだ。イスラエルの場合には、女の子はスポーツが得意でないという固定観念は、国内では女の子より男の子の方がスポーツに参加している割合が高いという実際の観察にもとづいている。しかし、もしあなたが女の子だったとしても、この観察はあなたがスポーツを苦手とすることはまったく意味しないはずだ。一方で、女の子は数学が得意でないという固定観念にはおそらく証拠はまったくない。イスラエルの女の子は、平均して学校でも国際的な試験でも少なくとも男の子と同等の得点を上げている。

ある俗説を真実ではなく固定観念だと示す一つの方法は、反証を挙げることだ。私の子どもたちが女の子はサッカーのやり方を知らないと私に言ったとき、子どもたちにサッカーを教えたのは私だと思い出させたことがある。それは、うまくいった。数年後、子どもたちがあるご家族とジョギングに行ったとき、そちらのご家族の娘さんが途中で走るのを止め、女の子だから走れないと言った。喜ばしいことに、私の子どもたちは娘さんに、君の説明は理由にならない、だってぼくたちはジョギングする女の子を知っているからと話していた。

私たちは、世の中にはいまだに男の子と女の子に違うことを期待する人がいて、物の見方が短絡的な人もいることを子どもたちに教えなくてはいけない。さもないと、子どもたちはひどい体験を通してその事実を知ることになるからだ。私自身、辛い思いをしたことがある。一〇歳ぐらいのとき、私は水泳チームに入ろうと決めた。いつもビーチでするように水着の下の方だけ着てプールに行った。私はまだ胸が発達していなかったので、ビーチなら下だけの水着で行ってもまったく問題はなかった。だが、水泳チームとなると話は違った。チームのみなが女の子も男の子も私をまじまじと見つめたので、私はその事実に気づいたのだった。私は恥ずかしくて仕方がなかった。それから数か月というもの、私は他人が何を当たり前だと考えているかを教えてくれなかった母を恨んだ。もし自分と違う考えの人に会うとわかっていたら、その場に合った水着を選べたのだ。

　固定観念を持つ人を容易に見つけられる子を育てるには、何事も一度は疑ってみる目を養わせるといい。特定の方向へ導こうとするメッセージや、子どもが望むもの、必要とするものから引き離そうとするメッセージに気づくように手助けするのだ。おもちゃの店の半分がピンクに、もう半分がブルーに塗られていたら、私はこの色使いではあなたたちの選択肢が狭められると子どもたちに指摘する。アクション映画を子どもたちと一緒に観るときには、登場人物の大半が男性か（たいていそうだ）と、救出される人が女性かに注意して観なさいと言う。

　子どもの教育に加えて、私たちは彼らの周辺にも気を配ることができる。私の長男が小学二年生のとき、長男と彼のクラスメートたちが聖書を読んでいることを知った。ところが、物語の主要な登場人物はほぼ男性で占められていた。子どもたちは、ツアディーク――ユダヤ教の宗教運動の指導者――の物語の読み聞かせにも参加していたが、これらの指導者もまた全員が男性だった。子どもたちは『ニルスのふしぎな旅』の読み聞かせにも参加していた。私は担当教師に、主人公が女性の物語も取り入れてはと提案した。自分の選択の偏りに気づいた教師は、喜んでそうしてくれた。

自分にジェンダーバイアスがあることに気づいていないが、指摘されると思ったよりすんなりと考えを改める人は少なからずいると私は思う。私の子どもの一人が保育園に通っていたころ、あるメールが保護者全員に送られてきた。同じ月に誕生日を迎える四人の園児の合同誕生会への招待メールだった。それには四人の園児の母親たちの署名があった。私は「全員に返信」ボタンを押し、メーリングリストに載っている全員に、今月に誕生日を迎える子どもはみな父親がいないことに驚いたと返信した。すると、一人の子の父親がうちの子には父親がいると返信してきた。それ以来、すべての招待状には両親がそろって署名するか、「家族一同」と書かれるようになった。

私たちの社会では、育児における母親の役割が強調され、父親はとかく蚊《か》帳《や》の外に置かれがちだ。クラスの保護者メーリングリストに入っていないことも多く、先生はある園児について保護者に話をしたいときは父親よりまず母親に連絡する。他の保護者にしても、一緒に遊ぶ期日を決めたいときなど、連絡する相手は母親だ。この方法では父親を子育てから排除する悪循環にはまってしまう。父親に情報が入ってこないので、他の人も子どもについて父親に連絡するのは時間の無駄だと考える。父親自身も、子どもの生活を把握するには特別に注意を払わなくてはならない。

　私の子どもたちの父親は、少なくとも私と同じくらいこの差別に苛立った。こうしたやり方は彼が果たしている父親という重要な役割を軽んじられていると感じ、彼の子どもたちにかんする情報について私だのみになっていることに憤慨した。また職場でも、父親であることを認めてもらうのは彼にとって一種の闘いだった。彼は何度も新たな仕事の打診を断らねばならなかった。子どもたちの世話をするために週に二度早退する条件を拒否されたからだった。この条件は仮に彼が女性ならもっと簡単に認められただろう。

　育児をこれほど厳格に男性と女性で分けるやり方は、すべての関係者——男性、女性、子どもたち——にとって有害以外の何ものでもない。研究によれば、父親が子どもの人生にかかわることが、その子の認知能力の発達や情動面での健康に大きな役割を果たすという。たとえば、二〇〇七年に『応用発達心理学（*Applied Developmental Science*）』誌に発表された論文によれば、父親と一緒に時間を過ごすことの多かった赤ちゃんは、その後の幼児期に行動上の問題を起こすことが少ないという。[※1] 二〇一五年に『スカンジナビア経済ジャーナル（*The Scandinavian Journal of*

Economics）』に発表された論文は、父親が育児にかかわった子どもは就学後の成績が優れていたと報告した[※2]。

他の研究では、父親が育児休業を取ると、両親ともに健康問題が少なくなり、カップルの関係の安定性が高まり、家事分担がより平等になることがわかった[※3]。父親に三か月の育児休業が認められているアイスランドでの研究では、三年後に育児が両親のあいだで平等に分担されている割合は、父親が育児休業を取った家庭で六二％、母親のみが育児休業を取った家庭で四一％だった[※4]。

父親が育児休業を取る権利を利用するもっとも効果的な方法は、「父親のための育児休業期間（Father's Quota）」と呼ばれる有給休暇制度を、母親の有給育児休暇に加えて利用することだ。スカンジナビア諸国〔ノルウェー、スウェーデン、デンマーク、フィンランド、アイスランド〕では、この制度によって父親が育児休業を取る例がほぼゼロから八〇～九〇％に激増した。父親の育児休業はたとえ短期間であっても、父親の育児への参加度を高め、子どもにのちに発達上の問題が起きる割合を減らすことが確認されている[※5]。

第21章
ジェンダーへの気づき

ジェンダーにかんする意識を高めるため、私は我が大学の学生のために勉強会を毎年開くようにしている。[※1] ある年のこと、一人の学生が、自分は「ジェンダークィア」（ここでは性自認が男女いずれでもない人）だと言った。ハンサムで、口髭をたくわえ、筋肉質だが、イアリングやネックレスなどのアクセサリーを身につけていた。女子学生の一人がなぜ自分の性自認をここで公にしたのですかと尋ねたとき、私はその女性に同じ質問を返した。では、あなたはなぜ化粧をして体にぴったりした女っぽい服を着ることで、ジェンダーをことさらに強調しているのか、と。彼女は最初は戸惑った様子だった。だが、「ジェンダークィア」の看板を掲げた学生のように、自分も毎朝「女性」の看板を掲げていたことに気づいた。

このエピソードでわかるように、ジェンダーバイナリーの考え方はあまりに根強く、それがどれほど私たちの生活に浸透しているかを知るには特別に注意を払わなくてはならない。身につける衣装や装飾品（それ自体はたいてい無害だ）から、有害な認識や規範にいたるまで。他人がジェンダーのバイアスや枠組みに気づくように仕向ける前に、自分について考えてみるのがいい。ジェンダーの規範は私たちの行動を制限していないだろうか。

この問いの答えを知るために、ジェンダー学を専攻するまでもない社会がある。世界には、未成年や成人の女性が教育を受けたいと願うと生命の危険にさらされる場所があるのだ。西側諸国も含めて多くの国々では、トランスジェンダーやジェンダークィアの人は既存のジェンダーに不適合であるというだけの理由で暴力に遭うことが多い。しかも、安全な自宅にいて誰も見ていないときでも、私たちは「ジェンダー不適合」と見なされる行為——組み立て式の本棚を組み立てたり、スープをつくろうと料理本を開いたりする——をたいてい無意識に避けることがある。

女性と男性がそれぞれ何を期待されているかを調べた調査の結果にはきっと誰もが驚くことだろう。二〇一七年、ピュー研究所は、四五七三人のアメリカ人に、社会がそれぞれのジェンダーにふさわしい、あるいはふさわしくないと考える特徴について尋ねた。[※2] 回答が示すパターンは、一般に広く行き渡った固定観念と合致していた。強さと野心にかかわる特徴はとくに男性として高く評価され、思いやりと優しさが女性として高く評価された。回答の中では人の性質を表す言葉の一部について、同じ言葉でも男女で正反対の意味づけで使われていた。「力強い」という言葉は、男性に対しては六七％がよい意味で使われるが、女性に対しては九二％が悪い意味で使われる。「感情的」という言葉を男性に使うときは、ほぼすべての場合で悪い意味だ。「ふしだら」も悪い意味合いで使われるが、おもに女性に対して使われる。これらの事例を見ただけでも、私がすでに述べた目標――あらゆる行動あるいは特徴を人としてふさわしいかどうかという基準で判断する――に達するには先は長いと思わされる。

成功する女性は男性よりはるかに大きな代償を払う。伝統的に男性のものとされる分野となると、とくにその傾向が強い。成功する女性は頑固で上昇志向が強いと見なされ、その結果として――このような資質は女性には望ましくないと考えられているので――女性としての魅力に乏しいとされる。『応用心理学誌（*Journal of Applied Psychology*）』に掲載されたある研究では、ニューヨーク大学とコロンビア大学の研究者グループが、航空機製造企業の架空の副販売部長候補を参加者に評価してもらった。[※3] ちなみに、航空機の製造は一般には「男性の職業」とされる。この企業の製品はエンジンその他の航空機に関連した機器だ。参加者に配布された候補者のプロフィールは、中身は同じだが、名前だけ「アンドレア」または「ジェイムズ」とされていた。候補者の能力がわからない時点では、参加者はアンドレアとジェイムズを同等に好ましいと答えた。ところが、候補の二人とも「きわめて優秀」とされていると、参加者はアンドレアがジェイムズよりはるかに好ましくないと評価した。つまり、彼女は成功したがために罰せられたということだ。今度あなたが成功を収めた女性に出会ったとき、その女性が性悪だと感じたら、この研究を思い出してほしい。

職場のみならず、日常の多様な場面で、私たちは同じ行動に対してその人の性別によって異なる反応をすることが多い。あるジェンダー論の勉強会でのこと、一人の男子学生が遅れて入ってきて、それまでどんな議論が交わされたかと誰にともなく尋ねた。数人の女性——この種の勉強会では一般に女性が多い——が、かいつまんで話しますと申し出た。私はそこで割って入り、学生たちに今何が起きたかについて話した。男子学生が入ってくるほんの数分前、三人の女子学生が遅れてきた。うち二人は議論を中断させないように黙ったまま席に座った。残る一人はそれまでの議論の内容について聞いたが、誰も答えなかった。この事実を指摘すると、たいてい男女ともに驚く。女子学生たちはただ仲間の学生に親切にしようと思っただけだと言い、自分が仲間の女子学生にどれほど不親切だったかに気づかない。遅れてきた男子学生は、簡単なやり取りによってはからずも露呈した「男性の特権」——自分が勉強会の邪魔をすることを許され、他の学生の親切心を当然と受け止めていたこと——に気づいて同じように驚いた。

自分が特権を享受していると気づくのは心の痛む体験だ。私の勉強会の男子学生は女子学生が自分たちに大きな裁量権を与え、会話の内容を決めさせるのは、自分たちに魅力があるからではなく単に男性だからだと知ると苦々しく感じた。最大の特権は、自分が特権を享受していると知らないことにある。毎日歩く道に段差があるのに気づくのは、車椅子の人がそこを越せないで難渋している場面に出くわしてからだ。自分が享受している特権について知りたいなら、自分と異なる集団の人に尋ねてみるといい。あなたが男性なら、女性がさまざまな状況でどう感じるか聞いてみる。あなたが多数派の白人層なら、少数派の人びととの経験について学ぼう。あなたが障害を持っていないなら、障害のある人と話してみよう。

　いったんジェンダーバイアスや特権の存在に気づけば、それに対抗する行動を取ることができる。男子学生の一人は、夜間に道で女性とすれ違うときに自分が男性であるために恐怖を与えていると知って愕然とした。彼が見つけた解決法は、固定観念を別の固定観念で解消するというものだった。暗い道で遠くに女性が見えたら、彼はいつも道路の片側に寄ってマドンナのポップソングを歌う。マドンナはゲイ・アイコン〔性的少数者に広く支持される著名人〕だから、その女性が自分を怖い人ではないと考えて安心してくれればと思ったのだ。

　ジェンダーの意識を高める利点は、選択肢を与えてくれることにある。私の勉強会の女性たちが、ある状況でそうすることが女性に期待されていると考えて、思いやりのある親切な行為をしたのだと気づいても、それで思いやりや親切心を捨てるわけではない。漫然とジェンダーの考えに従うのではなく、その状況でそう振る舞うことが正しいかどうかを選択できるようになるのだ。

　私の勉強会の男子学生も、ジェンダーの役割分担をなくすことで得られる自由を歓迎する。

身体や感情面での強さを見せたり、物を直したり、他人を救助したりするかどうかを選択できるからだ。ある男子学生は自動車のタイヤがパンクすると、ガールフレンドが他の方法を考えもしないで彼が直してくれると期待していることに苛立つという。彼はその作業自体が嫌いなわけではなく、もし男性の友人から手伝ってくれと頼まれたら歓迎すると言った。彼が気にしているのは、ガールフレンドがタイヤのパンク修理は彼の仕事だとはじめから決めつけている点にあった。

　ジェンダーによる期待感によって、恋人どうしのやり取りの選択も限られる。私のグループのある女子学生は、自分は女性の友人たちとの関係では主導権を握ることが多いが、男性とのデートではまるで違った態度を取ることに自分で驚いた。数日前にある人とはじめてのデートに出かけたときは、彼が車で迎えにきて、デートで何をするか、どこへ行くかをすべて決めたという。これには勉強会の男子学生が、ただちに反応した。デートで男性が何でも決めなくてはならないのがどれほど重荷かと言うのだった。

　ジェンダー・アウェアネスを高めるのによい方法は、お互いのジェンダーが逆だったらどうなるかを想像してみることだ。あるとき、勉強会の女子学生と男子学生がセクシャル・ハラスメントについて話していたとき、それまで発言しなかったある男子学生が、話の途中で悪いが自分はジェンダーの科学的な観点のほうが興味があると言った。すると数人の女子学生が、即座に彼に興味のある話題について話すように促した。このとき、私はみなに指摘した。あなたたち女子学生は、数の上では多数派なのに自分たちの権利を諦め、多くの学生にとって興味があり、男女が入り混じった場でめったに議論する機会のない話題について話すのを彼のひと言で止めたのですよ、と。このできごとで学生たちは、男性は一般に自分の不満を自由に表明していいと感じているのに対し、女性の場合その場にいる全員が、とくに男性が満足するべきだと感じていることに気づいた。ある状況を想像してみよう。男性たちが、夢中になってスポーツの話をしているとする。そこで一人の女性が話題を変えようと頼むと、男性たちが喜んで応じる。いや、そんなことが起きないとは言わないが、あまりありそうにない。

日常生活の中で、ジェンダーがどのような場面で影響をおよぼしているか考えてみよう。家族で食事したあと、皿洗いをしているのはおもに男性と女性のどちらだろう。職場で、社員全員で遠出するときなど、無報酬の活動をまとめるのは？　ビジネス会議で、男性と女性のどちらの提案も同じように注目されている？

自分自身の行動もチェックしてみよう。社員募集で応募者の面接をするとき、共通の友人と話すとき、誰かの運転について話すとき、あなたの見方、言葉、反応は相手のジェンダーが逆だったら同じだっただろうか。

第22章
行動に移す

ジェンダーが与える種々の影響に気づけば苛立たしい気持ちになる。だが見方を変えるなら、それは私たちが身の周りの多くを変えられるということでもある。やってみる価値はある。

ある興味深い研究がある。二〇〇〇年にハーヴァード大学の研究者が発表した研究では、アメリカの一部のオーケストラが「目隠し」オーディションを行った。応募者は審査官に見えない（男女の区別がつかない）ように衝立《ついたて》の陰で演奏する。その結果、これらのオーケストラに雇用された女性演奏家は激増した。[※1] ハーヴァード・ケネディ・スクールのウェブサイトに掲載された研究の要約は、この採用法を導入してから、アメリカの五大オーケストラにおける女性演奏家の割合が、六％から二一％と三倍以上に増加したと報告している。[※2]

多くの場合、同じような衝立を使うことはできない。それでも、ジェンダーを判断基準から外す方法はある。

まず、各種書類の様式から、記入する理由のない性別／ジェンダー欄をなくすことから始められる。[※3] いったい税関国境警備局が、税関申告書に性別を書かせる理由があるだろうか。慈善事業に寄付するとき、なぜ「ミスター」か「ミズ」に印をつける必要があるのだろうか。

　公文書にかんして言えば、二世紀前に比べれば現代は雲泥の差と言える。本書の共著者ルバは、一九世紀ロシアの生物学者にかんする本[※4]を書いていたとき、この人物の母方の祖先にかんする文書を探すのにとても苦労したそうだ。当時、大半の公文書では女性は記載するほど重要と見なされていなかった。そのため、この生物学者の一八四五年の出生届には父親の名前と住所はあっても、母親については何の記載もなかった。とはいえ、現在においてもまだ改善の余地はある。イスラエルでは、公文書を出す場合に父親の名前を尋ねられるが、なぜその情報が必要なのかがわからない。もし必要であるにしても、なぜ母親でなく父親なのか、あるいはより望ましくは両親（性別はさておき）ではないのか。

　私たちが使う言語も、本当に必要な場合以外にも性別／ジェンダーのカテゴリーを明示する。私たちが人について言及する特徴として、性別以外の身体的特徴を使うことがめったにないのは特筆すべきことだ。「ああ、茶色の眼の我が子が帰ってきた。今日の学校はどうだった？　他の茶色の眼の子や青い眼の子と遊んだかい？」と言ったら、どれほど変に聞こえるだろう。今度は、こう言ったと想像してほしい。「男性の生殖器を持った我が子が帰ってきた。今日の学校はどうだった？　男性の生殖器を持つ他の子や女性の生殖器を持つ子と遊んだかい？」これはとんでもない会話に聞こえる。だが、あなたの子を「かわいい息子／娘」、他の子を「少年少女」と言ったり、「（老若）男女」と言ったりするのも、つまりはこう言っているのと変わらないのだ。

　できる限り性別を明確にせずに人に言及するには、「子どもたち」「人びと」「友だち」「あなた方」と言えばいい。そうすれば、生殖器の形態と、あなたの発言のあいだに何の関連もなくなる。また人の肩書きなどに言及する場合には、男性を示す接尾辞のついた役職名の代わりに性別中立の言葉を使うことができる。チェアマン（議長）ならチェア、ポリスマン（警官）ならポリス・オフィサーと言い換えられる。[※5]

　言語からさらに現在のジェンダー規範を排除するには、両性に言及する表現として boys and girls（男の子と女の子）、men and women（男性と女性）のように、男性が先に来る理由を考えてみよう。それがアルファベット順だと思うなら、male and female（オスとメス）とも言うことを思い出そう。もし女性が先に来る表現が奇妙に聞こえると思うのであれば、私はこの本でなるべく男女の順番を交互に変えてきたから、そろそろ women and men（女性と男性）や female and male（メスとオス）が、男性やオスが先に来る表現と同じくらい耳慣れてくるのではないだろうか。

　ジェンダーを不可視化するのは無理でも、その作用を理解することがジェンダーバイアスと闘うもっとも効果的な方法かもしれない。南カリフォルニアのハーヴェイ・マッド大学で、コンピュータサイエンス学部にもたらされたすばらしい変化を考えてみてほしい。コンピュータサイエンスと言えば、あらゆる技術系の分野でも、学士号を取得する女子学生がもっとも少ない分野だ。[※6]ハーヴェイ・マッド大学もかつてはそうだった。大学側がそんな現状を変えようと決めたとき、彼らはまずこうしたジェンダーの不均衡が生じる理由を突き止めようとした。そして、コンピュータサイエンスの入門コースを二分割した。一方のコースはすでにプログラミング経験のある学生用（大半は男性）で、もう一方のコースはその経験のない学生用（大半は女性）だった。プログラミングに慣れていない学生が脅威を感じないようにしたいという配慮からだった。さらに、彼らは後者のコースの構成を再検討し、すぐにプログラミングを始めるのではなく、社会への貢献など広範なトピックを盛り込んだ。マリア・クラウエ学長は、「これがまるで魔法のように学生を支援する環境をつくり出した」と『ニューズウィーク』誌に書いた。環境を変えた成果は数字に現れた。クラウエはこう報告する。「四年で、コンピュータサイエンスを専攻する女子学生の割合が平均で約一〇％から約四〇％に増えた。その後も、二〇一一年からずっと平均四〇％を維持してきた」[※7]

　もう一つの事例では、私の同僚がジェンダーが科学会議の運営をどう歪めるかを突き止め、これによって、科学会議の運営プロセスの一部が修正された。彼女は、会議の運営委員会が発表者リストの作成時に——ほぼ無意識に——女性と男性に対して異なる人選基準を設けていたことに気づいた。女性の科学者の名前が出ると、保留とされることが多く、いろいろと理由がつけられる。あまり発表がうまくない。厳密には、この会議の分野の専門家ではない。肩書きがいま一つだ。だが、男性の場合には人選はもっと簡単だった。運営委員会は、まず、そこにいるべき人びとからリストに入れる。厳密にはこの分野の専門家ではないが、大物だから呼ばないわけにもいかない。毎回判で押したように同じことしかしゃべらない人物だが、この分野の中心的人物だ。この若い科学者は面白い研究をしているから、この分野の専門家は彼の話を聞いたほうがいいだろう。

　ほんの少し運がよければ、委員会はときおりリストに女性が少なすぎると気がつき、女性を「補充しようとする」。いかにも名の知れた女性で、女性差別を避けるために男性だけのリストに加えたいときに真っ先に名前が思い浮かぶような女性たちだ。ところが、こうした女性科学者たちの元には会議の招待状が山のように届く。しかも分野以外からの依頼もあるため、出席を断るしかないこともしばしばだ（もし女性がみな参加を辞退したため女性の発表者がまったくいないか、いてもごく少数の会議について聞いたことがあるなら、これが理由だ）。この結果には「不可視性の悪循環（a vicious circle of invisibility）」という用語まである。[※8] 自分の分野に女性がいないし、会議で有望な若い女性を見かけることもなければ、そのような女性を次の会議に招待できるわけはないのだ。

私の同僚は、次の科学会議を運営することになったとき、人選の順番を逆にすることを提案した。まず、会議にふさわしいすべての女性発表者を招待する。その後、余った時間を男性で埋める。つまり、平生なら女性に使われてきた基準――優秀な発表者であり、しかも専門が当該分野にぴったり当てはまる――を男性に使うのだ。運営委員会は「もしこの（男性）研究者が女性だったら、自分たちは招待しただろうか？」と問いかけた。その会議は女性も男性も含めて参加者全員にとってすばらしいものになった。

会議で女性の姿が見えないという悪循環を断ち切るために、男女数名の科学者がウェブサイト「バイアスウォッチニューロ（BiasWatchNeuro）」を立ち上げた。彼らは神経科学の諸分野の会議で発表者として招待された女性と男性の比率をリストアップし、これらの比率を各分野の女性と男性の基準率〔その分野全体の科学者の男女別の割合〕と比較した。つまり、ある分野の科学者のうち四〇％が女性だが、ある会議に二〇％の女性しか招待されなかったとしたら、この会議では女性の招待率が基準率より低いということになる。

このウェブサイトは大きな変化をもたらした。サイトの存在によって運営委員会がジェンダーバイアスを意識するためか、十分な数の女性を招待しなかったという情けない事態を避けるためかは不明だが、科学会議の運営サイドは女性の発表者を積極的に招待するようになってきている。こうして科学会議は成功を重ね、大きな成果を収めている。バイアスウォッチニューロで注目を集めた大きな成功事例に、バーンスタイン会議がある。ヨーロッパで例年開催される最大規模の計算論的神経科学会議だ。二〇〇九年から二〇一五年にかけて、この会議に招待された発表者やプログラム委員長は主として男性だった。しかし、二〇一六年には、招待された発表者の四二%が女性で、この数字は基準率を上回っていた。二〇一八年末までには、有名な会議の大多数に基準率を超える数の女性が招待された。[※9] さらにバイアスウォッチニューロは、少なくとも二つの同様のウェブサイト——考古学の「バイアスウォッチアーケイオ(BiasWatchArchaeo)」と皮膚科学の「バイアスウォッチダーム(BiasWatchDerm)」——の立ち上げにつながった。

　当然のことだが、公的機関が先鞭をつけてくれればジェンダーバイアスとの闘いはたやすくなる。法律ほど効果的に社会に変化をもたらすことのできるものは、おそらく他にないだろう。よく引き合いに出されるのが米教育法の改正による変化である。タイトルナインと呼ばれる一九七二年の教育改正法第九編は、連邦が財政支援する教育活動における性差別の禁止を規定するもので、女性にスポーツの場を与えることを目的としていた。タイトルナインが施行される直前の一九七一年、中等学校で体育の授業に参加していたのは男子生徒一二人に対して女子生徒はわずか一人だった。二〇一三年までに、この比率は男子生徒の一・三九人に対して、女子生徒一人になった。全米大学体育協会に属する大学では、改正以前には女性の運動チームは一校につき二・五チームだったが、二〇一四年までにはこの数字は、一校につき平均で八・八三チームと三倍以上に増えた。[※10]

イスラエルでは、政府の施策により公私企業ともに女性の取締役が劇的に増加した。一九九三年以前には、女性の取締役はわずか七％だったのが、同年の政府による企業法における適切な男女比率にかかわる改正後には、その数字は一九九七年に二九％、二〇〇〇年には三七・八％に増えた。二〇〇七年、政府は「女性が占める適切な割合」を五〇％とする決議案を採択した。二〇一三年までには、女性は取締役の四五・五％になっていた。[※11]

二〇一八年九月、カリフォルニア州が州内のあらゆる上場企業は取締役に少なくとも女性を一人含まねばならないと定めたアメリカ初の州となった。現状では、アメリカ企業の取締役の男女比率は女性一人に対して男性が五人を超える。この法改正はよりバランスの取れた男女比率への最初の一歩にすぎないのだろう。[※12]

政策や法律に小さな変更をすれば社会は大きく変わるが、わずかな変更でも多くの人びとの多大な努力を必要とする。それに比べれば、あなたや、あなたの愛する人びと、あなたの周囲の人に変化を起こすのははるかに簡単だ。

ジェンダー規範との闘いが大変なのは本当だ。友人や職場の仲間にジェンダー表現について意見を言えば、「口うるさいフェミニスト」のレッテルを貼られるだろう。あなたが女性なら、「男嫌いなやつ」と言われるかもしれない。下品な冗談に文句を言えば、ユーモアに欠けると言われたり、言葉や力ずくの攻撃を受けたりしかねない。他方で、自分や他人の心の中に潜むバイアスに気づいてありがたいと思う人も少なからずいるはずだ。とくに、二人だけの場で、非難めいた口調ではなく、穏やかに指摘すればよさそうだ（フェイスブックのウォールに嫌味なコメントを投稿したら歓迎されない）。そして、こうした発見を通してジェンダーの違いによって自分に与えられた権力や特権に気づいたなら、その権力や特権を活かして世の中からこの仕組みを取り除くために使ってはどうだろう。

第23章 未来の展望

さて、この本の締めくくりとして、未来の展望について少々述べたい。私が思い描く未来に男性や女性はいない。いるのは、女性、男性、あるいは間性の生殖器を持つ人だけだ。この未来像では、性別は身長、体重、年齢、眼の色などと同じく、身体的特徴を表す言葉の一つに過ぎない。そして、この言葉は人をグループ分けして、グループごとに違う扱いをするために使われることはない。その言葉は、人がサッカーあるいは詩を好むべきかどうかについて何も語らない。

そんな未来を思い描くのが難しいなら、利き手について考えてみよう。私たちの中には、右利きの人もいれば、左利きの人もいる。あることには右手を、別のことには左手をと両手を使い分ける人もいる。

ごく最近まで、左利きの人は右利きの人に比べて身体的にも精神的にも劣っていると考えられていた。私たちが使う言語にはまだその時代の名残りとして、「彼女には二本の左手がある」

というような言い回しがある。一九四八年にヒットしたミュージカル映画『イースター・パレード』では、ジュディ・ガーランド演じる登場人物が、自分は左利きに生まれたので、左手を縛られ、母親は医師にこの子は危険な犯罪者になるかもしれないと言われたと語る。ミュージカルが制作された当時、このエピソードは冗談めかして語られた。両親や教師は子どもが左手を使っているのを見ると、その子の左手を縛って右手を使わせようとしたものだった。左利きの人の劣性を説明する脳の障害を突き止めようと多くの研究がなされた。一説によれば、左利きは脳の左半球（身体の右側を制御するとされる）の発達に問題があり、そのために右手の代わりに左手が利き手になったとされた（この文章に紛れ込んでいる意図せざる冗談はやはり左手は正しくないことを暗示する〔「右」を示すrightには「正しい」の意味もある〕）。

今日でも、右利きと左利きの人はいるが、利き手に生理学的な記述以外に特別な意味はない。もちろん、利き手が重要になる状況もある。はさみを買うときには右利き用と左利き用のどちらを購入するかを決めなくてはならないし、テニスをするなら相手が右利きか左利きかを知ることは有利かもしれない。とはいえ、私は主治医や子どもの担任が右利きか左利きかは気にならない。運動場でどちらの手で遊んだかと子どもに聞くこともない。この本は二人の右利きの人によって書かれたと知ったところで、何かが変わるわけではない。

性別も同じように考えるべきなのだ。なぜ医師、教師、遊び相手が男性と女性のどちらの生殖器を持つのか気にするのだろう。この本が女性の生殖器を持つ二人によって書かれたことで、あなたにとって何かが変わるだろうか。

性のカテゴリーはもちろん一定の状況においては重要だ。子どもをもうけたいなら不可欠だと言える。しかし、ジェンダーフリーの世界では、異性愛規範の《ヘテロノーマティヴな》家族——男性、女性、両者と生物学的に血のつながった子——を持たなければいけないプレッシャーはもうない。生殖器の形態に拘《こだわ》らなくなれば、人間関係でそれを気にかける必要があるだろうか。異性愛規範の家族は人間による発明であり、ヒトの進化の過程において人間関係と生殖器が対となって出現したわけではない。子どもの養育にかんする限り、異性愛規範の家族は数ある選択肢のうちの一つに過ぎない[※1]。

ジェンダーのない世界では、性のカテゴリーそのものが重要性を失う。社会的な意義がないのであれば、ある人の生殖器の形態は重要ではない。これは非定型の生殖器を持つ人にとって朗報だし、そうした子を持つ親にとってはとくにそうだろう。子どもに手術を受けさせるプレッシャーがなくなるからだ。

あらゆる特徴に応じて多様な人びとを二つの類型に分けるのではなく、これらの多様性があることを喜ぼう。現在、自身を伝統的な「女性」と「男性」以外の言葉で呼ぶ人は少数派だろうが、バイナリーなジェンダーの枠組みのない世界では、もっと大勢の人が自分たちを種々のジェンダー・カテゴリーで定義することだろう。だが、それを私たちがジェンダー・カテゴリーと呼び続けるかどうかはわからない。

私の講義で挙げられる反論の一つに、ジェンダーがなくなっても、女性と男性はやはり生物学的に異なるので行動も異なるだろうというものがある。私はそれを問題だとは思わない。それどころか、生物学的な理由によって女性と男性の行動が違うと思うなら、同じことを達成するのにジェンダーにもとづくあらゆる慣習を導入する理由はまったくないと思う。

また、ジェンダーのない世界についてよく耳にするのは、誰もが同じになって退屈するだろうという懸念だ。私はその正反対だと思う。私たちは今もみな人それぞれだ。バイナリージェンダーがなくなるか、様々な性自認の人が現れても、同じになることはない。そして、互いに異なれば異なるほど、楽しさもまた増えるのだ。

さまざまな性自認の人がいる世界で、ボーイ・ミーツ・ガール（男と女の出会い）があらゆる組み合わせで起きることを想像してみてほしい。ジェンダーバイナリーの考えから解放されれば、脚本家はありとあらゆる性自認を取り上げ――「パンジェンダーとアンディサイディッド・ジェンダー（性自認を決めていない人）の出会い」を考えてもみてほしい――それぞれの特徴に光を当てるだろう。可能な組み合わせの数は果てしなく増えていき、退屈どころの騒ぎではなくなるはずだ。

もう一つときたま耳に入ってくるのは、すべての人が着る物も行動も違うと、女性と男性の区別がつかなくなるという懸念だ。誰にデートを申し込めばいいのかと聞かれる。私は、自分が心惹かれた人とデートすればいいと答える。もし女性にのみ心が動くと思うのであれば、その人たちが何を着ていても関係ないはずだ。またある女性に恋心を抱いたとして、その人が男性の生殖器を持つとわかったら、最初に女性にのみ惹かれると思ったのが間違っていただけだ。

ジェンダーは、生物学的な性別に意味を付与するが性別を反映するわけではない。ジェンダーは、私たちがその中で生きている牢獄の一つである。牢獄は世界を男性用と女性用に分ける。だから、「自分の側」にないものを欲しがると、社会に罰を与えられるのだ。

私が思い描く世界にジェンダーはない。

あるのは性別のみだ。

女性、男性、間性いずれかの生殖器を持つ人はみんな、この世界にあるすべてのものを自由に選べる。人形だけを選んでも、ボールだけを選んでもいいが、多くは両方を選ぶだろう。あなたが何を愛そうが何をしようが、その何かが人間としてふさわしいなら、それはあなたにふさわしいのだ。

謝辞

本書は、ルバ・ヴィハンスキがいなければ存在しなかった。私はかねてよりモザイク脳の概念を科学者以外の一般読者に届けたいと考えていて、このような本を書きたかった。しかし、どこから手をつければいいかわからないでいた。だがルバと出会い、彼女は創造的で思いやりのある共著者になる、彼女なら私のアイデアに新たな息吹を与え、「願わくば」大勢の読者に読んでもらえるものにしてくれると思った。

私は、性別と脳について文献を読むうちにモザイク脳というアイデアに達した。それでも、それを一つの形にするには広範な研究と多くの方々の協力が必要だった。この刺激的な探究に力を貸してくれたすべての人に感謝しているが、とくに幾人かの方々に謝意を表したい。

アイナ・ワイナーは私の博士号課程の指導教官となり、私を科学研究の世界へ誘《いざな》い、科学論文の書き方を教え、大切な同僚かつ友人となってくれた。本書を執筆中、彼女は各種の相談に乗り、いくつものバージョンの草稿に有益な助言とすばらしいコメントをくれた。

ダフナ・ジョエル

ニューロジェンダリング・ネットワークのメンバーは、私を喜んで仲間に迎え入れ、性別と脳にかんする私のアイデアに共感してくれた。彼らの優れた批評眼、ユーモア、何を尋ねてもいつでも答えてくれる姿勢に深く感謝する。

ネットワークのメンバー、アン・ファウスト＝スターリングの著書（「参考文献」を参照のこと）からは多くを学んだ。私の研究について共同論文を書くことに同意し、私が必要とする助言をいつでも与えてくれた彼女にとくにお礼を言いたい。また、コーデリア・ファインは科学論文や一般読者のための記事を私と共同執筆し、本書を含めた私の著作物に有益な批評を与えてくれた。ジーナ・リッポン、レベッカ・ジョーダン＝ヤング、アネリス・カイゼルと、アイデアを交換し共同研究するのはとても楽しかった。コーデリア、ジーナ、レベッカ、アネリスの友情に感謝する。

マルシア・ステファニックはモザイク説の可能性に当初から注目し、性差別の研究者仲間に私を招じ入れ、それ以降変わらずに仲間であり友人でもいてくれた。私の仮説を自分の考えに取り入れてくれた大勢の性差研究者の一人であり、私と性別と脳にかんする議論を交わし、共同論文を執筆したマーガレット（ペグ）・マッカーシー、そしてヒトの海馬における性差にかんする彼のデータの共同解析に応じてくれたディック・スワーブにも感謝する。

脳、ジェンダーモザイク、性自認にかんする私の研究は、イスラエルをはじめ様々な国や地域の方々の協力がなければ不可能だった。彼らは知識と経験とデータを共有してくれた。それらの方々は、リカルド・タラシュ、エフィ・ジヴ、マヤ・ムカメル、ヤニフ・アサフ、サビーヌ・オリグシュレーガー、ジャレド・プール、セバスティアン・ウルクス、ダニエル・マーギュリーズ、フランツィスクス・リーム、ユルゲン・ヘンギ、ルッツ・ジェンケ、ロイ・アドモン、タルマ・ヘンドラーである。私のモザイク脳仮説の検証に適切な数学的ツールを見つける手助けをしてくれたアイザック・ミーリクソン、アミール・アヴァーバッチ、モシェ・サルホフにとくに感謝する。

私の学生たちにはとても感謝しきれないくらい感謝している。とくに、ゾーハル・バーマン、アリエル・ペルシュ、ロイ・ジェイコブソン、ナダフ・ウェクスラー、ガイ・シャレヴは、性別、ジェンダー、脳にかんする好奇心を私と共有し、おかげで人の脳と人間一般を新たな目で見ることができるようになった。

私が研究分野を性別、ジェンダー、脳に変更したとき、私の家族と友人たちはみな関心を持ってくれた。私のアイデアを自分たちの暮らしに取り入れ、これらのアイデアが自分たちやその他の人びとをどう変えたかを教えてくれ、本書を書くように励ましてくれた。両親にはとくに感謝の意を伝えたい。彼らは長年にわたって脳やジェンダーについて学び、私の研究を理解しようとしてくれた。私のインタビュー、私の仕事にかんする記事をもれなく確認し、いつでも私のためにいてくれる。私の姉は、長年にわたって私の力の源であり愛情ある支援をしてくれる。新たな研究成果が得られるたびに興奮を分かち合い、ずっと学ばせてくれて、これからも学ばせてくれるであろう三人の子どもたちの愛情にお礼を言いたい。

ルバ・ヴィハンスキ

ダフナ・ジョエルが本書についてはじめて連絡をくれたとき、私は自分には十分な用意があると思っていた。その一〇年ほど前、別の科学者から共著の話があり、驚いたことにその本のテーマも性別と脳だったのだ。そのプロジェクトは実現しなかったのだが、その話をもらってから私はこのテーマの文献や資料を数か月読んで過ごした。それでも今回、性別、ジェンダー、脳のモザイク論に親しむには相当な学習を必要とした。すばらしい知的冒険に誘ってくれたダフナに感謝したい。

少し時をさかのぼることになるが、私がサイエンスライターになるために重要な役割を果たしてくれた方々に感謝を捧げたい。

まだ鉄のカーテンの向こうにあったモスクワで育ったころ、海外の映画はロシア語に翻訳され、手に入る英語の本は限られていて、外国人との接触は危険だった。このように限られた言語環境の中で、二人のすばらしい教師インナ・アロノヴナ・コーンと故アンナ・パヴロヴナ・マスロヴァが英語を教えてくれた。おかげで、私は英語で文章を書くことができるようになった。

イスラエルに移住して数年後、作家で編集者のミハイル・ハイフェッツが私にはじめて書く仕事を与えてくれた。エルサレムで発行された雑誌のレビューだった。

「ママ」ことウィリアム・E・バローズが立ち上げたニューヨーク大学の科学、健康、環境にかんするレポーティング・プログラムで、私のサイエンスライターとしてのキャリアが始まった。

ダナ・プレスのジェーン・ネヴィンズ編集長は、本を書くための自信を与えてくれた。

また幸運にも私は故リンナ・サミュエルの指導を仰ぐことができた。彼女は長年にわたって依頼すれば私の著作物に批評を書き、優れた編集の知恵を授けてくれた。

ダフナとルバ

私たちを引き合わせ、本書の初期の草稿に貴重なフィードバックをくれたエヴァ・イルーズにはお礼の言葉もない。

他にも何人もの友人や仲間が親切にも時間を割き、本書のいろいろなバージョンの草稿全体に目を通し、貴重なコメントをたくさんくれた。とくに、バート・エノシュ、エダ・ゴールドシュタイン、ナーヴァー・ハーバー＝シャイム、リザ・ジュングレイスに謝意を表す。

デボラ・ハリスは、まさに夢のようなエージェントだった。当初とても短い本を書きたいと言ったときには快くこれを受け入れ、草稿を現在の長さに膨らませたときにはプロジェクトを支援し、出版のあらゆる側面で優れた能力を発揮してくれた。

リトル・ブラウン・アンド・カンパニーのトレイシー・ベーハーは、当初からこのプロジェクトに熱心でいてくれ、同社のマリサ・ヴィジランテは鋭い編集上のコメントをくれた。ジャネット・バーンは本書に見事なコピーを書いてくれた。エンデヴァーのクラウディア・コナルとルイーズ・マッキーヴァーには、その編集手腕と綿密な仕事ぶりに感謝している。また、クラウディア、ハリエット・ウォーカー、ミーガン・ブラウンは、本書のために活発で巧みな促販をしてくれた。本書の制作過程を通じて、プロに徹し、効果的かつ楽しい仕事をしてくれたリトル・ブラウンとエンデヴァーのチームのみなさんに深謝する。

訳者あとがき

鍛原多恵子

「いい子になさい。女の子でしょ！」
「泣かないの、男の子なんだから」

どれほどの親がこう言い、どれほどの子がこの言葉を聞いて育っただろう。人は幼いときから性別に応じて異なる扱いを受け、やがて男女は異なるものだと信じるようになる。もちろん、男性と女性は生物学的に異なっている。生殖器や胸の形は同じではない。だが、脳ならどうだろう。女性と男性で脳の構造や機能に差異があるのだろうか。それゆえに、男女は行動も心理も異なるのだろうか。

当然ではないかと考える人は多いに違いない。自分がこれまで生きてきた経験からそう感じるのだ。現に男は男らしく、女は女らしく振る舞うではないかと。多くの人はそれが自然なことだと信じて疑わない。だから男女の脳にも違いがあるはずだと考える。しかも、それは一般の人に限られない。脳をあらゆる角度から眺め、脳の各領域の構造や機能に男女差があると結論づける科学者は後を絶たない。というよりも、男女の脳に性差がないと主張する科学者は皆無に近い。男女は生物学的に異なるからこそ、両者には絶対的な違いがあるはずだという前提を崩すことがない。

　そんななか、本書の著者のひとりダフナ・ジョエルが提唱した脳のモザイク論は神経科学界に波風を立てた。二〇一五年のことだった。その年の一二月、ジョエルらが『米国科学アカデミー紀要』に発表した論文にはこうある。「大半の脳は男性的な特徴と女性的な特徴の特有の《モザイク》から成る」。つまり、大半の脳はその人に固有の男性的／女性的な特徴の組み合わせ《モザイク》を持つというのだった。ここで注意していただきたいのは、ジョエルが脳に性差がないとは主張していないことだ。男性的な特徴のみを持つ男性、あるいは女性的な特徴のみを持つ女性は稀ながらいる。そのことは本書に収められたジョエルらの実験結果からも明らかだ。だが、その実験結果を見れば、彼女の言わんとすることも一目瞭然だと思う。

　よくよく考えてみれば、私には「そう言えば……」と思い当たる節がある。見るからに愛らしい女性が中身は「おじさん」としか思えない人だったり、颯爽とした男性がじつは人一倍「女々しい」人だったりする。自分自身について考えてみても、男女どちらかの特徴のみを持っているとは到底思えない。同じような経験のある人は多いのではないかと想像する。本当のことを言えば、典型的な女性、典型的な男性は現実世界には存在しないのだ。しかも、同一人物でも社会的文脈が違えば行動は変わる。では、なぜ私たちは男女が身体、行動、心理において異なると感じるのだろう。そこでジョエルが挙げるのがジェンダーである。

ジェンダーはもともと文法用語であったものが社会学の用語として定着し、現在では男女の違いを社会的な文脈で捉える言葉として広く認識されている。ジェンダーとは、いわば性別に対応する行動様式にかかわる期待だ。男性ならこう行動し、女性ならこう行動する（べきである）という社会規範なのである。先に述べたように、私たちの大半は両性の特徴を持ち合わせているので、周囲の人は自分が期待するものを相手に見出す。仮に自分の期待と矛盾する点があっても、男女は違うという固定観念を捨て去ることは難しい。こうしたジェンダーバイアスがいつ人の心に芽生えるのかはわからないとジョエルは言うが、赤ちゃんの頃からそういうバイアスのある環境に置かれると考えている（赤ちゃんや子どものおもちゃ、洋服、部屋の内装、日本ならランドセルの色と挙げればきりがない）。

最近のテレビ番組（とくに海外ドラマ）やＣＭなどを見ていると、以前と隔世の感がある。一昔前までは父母と数人の子どもという家族を描いたドラマが主流だったが、このところ性的少数者をごく自然に描いている作品が目に見えて増えている。フィクションの世界の話とはいえ、すばらしい進展だと思う。現実はまだフィクションに追いついていないものの、性的少数者に限らず種々の理由から肩身の狭い思いをしている人びとが胸を張って（というかごく普通に）生きられる社会になればと願うばかりだ。本書を読んだ方が、一つでも気づきを得られたならこれほど嬉しいことはない。

本書はダフナ・ジョエルとルバ・ヴィハンスキの共著 *GENDER MOSAIC: Beyond the Myth of the Male and Female Brain* の全訳である。ジョエルはイスラエルのテルアビブ大学の神経科学者（Ph.D.）で、心理科学部と神経科学部に所属している。これまでに多数の論文を執筆し、本書が初の著書。ヴィハンスキはイスラエルのワイツマン科学研究所のサイエンス・ライター。これまでに三冊の著書がある（いずれも未邦訳）。

最後になったが、このすばらしい本の翻訳をご依頼くださった紀伊國屋書店、この本に巡り合わせてくださり、さまざまなご指摘やご提案をくださった同社の塩野綾子氏にお礼申し上げたい。そのほか刊行までにお世話になった多くの方々に深謝する。

二〇二一年七月

参考文献

Eliot, Lise. (2009). *Pink Brain, Blue Brain: How Small Differences Grow into Troublesome Gaps—and What We Can Do About It.* Boston: Houghton Mifflin Harcourt. [『女の子脳　男の子脳――神経科学から見る子どもの育て方』竹田円訳、NHK出版、2010]

Fausto-Sterling, Anne. (2000). *Sexing the Body: Gender Politics and the Construction of Sexuality.* New York: Basic Books.

———. (2012). *Sex/Gender: Biology in a Social World.* The Routledge Series Integrating Science and Culture. New York: Routledge. [『セックス／ジェンダー――性分化をとらえ直す』福富護・上瀬由美子・宇井美代子・立脇洋介・西山千恵子・関口元子訳、世織書房、2018]

Fine, Cordelia. (2010). *Delusions of Gender: How Our Minds, Society, and Neurosexism Create Difference.* New York: W. W. Norton & Company.

———. (2017). *Testosterone Rex: Myths of Sex, Science, and Society.* New York: W. W. Norton & Company.

Jordan-Young, Rebecca M. 2011. *Brain Storm: The Flaws in the Science of Sex Differences.* Cambridge, MA: Harvard University Press.

Richardson, Sarah S. (2013). *Sex Itself: The Search for Male and Female in the Human Genome.* Chicago: University of Chicago Press. [『性そのもの――ヒトゲノムの中の男性と女性の探求』渡辺麻衣子訳、法政大学出版局、2018]

Rippon, Gina. (2019). *The Gendered Brain: The New Neuroscience That Shatters the Myth of the Female Brain.* London: Penguin Books.

Saini, Angela. (2018). *Inferior: How Science Got Women Wrong and the New Research That's Rewriting the Story.* Boston: Beacon Press. [『科学の女性差別とたたかう――脳科学から人類の進化史まで』東郷えりか訳、作品社、2019]

Schiebinger, Londa. 1989. *The Mind Has No Sex? Women in the Origins of Modern Science.* Cambridge, MA: Harvard University Press. [『科学史から消された女性たち――アカデミー下の知と創造性』小川眞理子・藤岡伸子・家田貴子訳、工作舎、1992]

www.sfchronicle.com/business/article/California-will-require-women-on-corporate-boards-13270213.php.2019年1月17日にアクセス。

第23章 未来の展望

1. 人の家族構成の多様性を知るには、世界中の21か国の25家族について記述した以下を参照のこと。*What the World Eats,* by Faith D'Aluisio, author, and Peter Menzel, photographer (Tricycle Press, 2008). 西洋の異性愛規範の家族と大きな違いを見せる家族構成については、以下を参照のこと。'Where Women Reign: An Intimate Look Inside a Rare Kingdom', by Alexandra Genova, in *National Geographic.*

(2013). 'Fathers' leave, fathers' involvement and child development: are they related?'. Evidence from Four OECD Countries, OECD Social, Employment, and Migration Working Papers, No.140, OECD Publishing.

第21章 ジェンダーへの気づき

1. Joel, D., and Yarimi, D. (2014). 'Consciousness-raising in a gender conflict group'. *International Journal of Group Psychotherapy* 64:48–69.
2. Survey of US adults conducted 8–21 August and 14–28 September 2017. 'On Gender Differences, No Consensus on Nature vs. Nurture'. www.pewsocialtrends.org/2017/12/05/on-gender- differences-no-consensus-on-nature-vs-nurture/. 2019年1月18日にアクセス。
3. Heilman, M. E., et al. (2004). 'Penalties for success: Reactions to women who succeed at male gender-typed tasks'. *Journal of Applied Psychology* 89(3):416–27.

第22章 行動に移す

1. Goldin, C., and Rouse, C. (2000). 'Orchestrating impartiality: The impact of "blind" auditions on female musicians'. *American Economic Review* 90(4):715–41.
2. 'Orchestrating Impartiality: The Impact of "Blind" Auditions on Female Musicians'. http://gap.hks.harvard.edu/orchestrating-impartiality-impact-%E2%80%9Cblind%E2%80%9D-auditions-female-musicians. 2019年3月20日にアクセス。
3. Diana Liptonのこのコメントに感謝する。
4. Vikhanski, L. (2016). *Immunity: How Elie Metchnikoff Changed the Course of Modern Medicine.* Chicago: Chicago Review Press.
5. Bigler, R. S., and Leaper, C. (2015). 'Gendered language: Psychological principles, evolving practices, and inclusive policies'. *Policy Insights from the Behavioral and Brain Sciences* 2(1):187–94.
6. アメリカ国立科学財団発表の2004年〜2014年のデータ。www.nsf.gov/statistics/2017/nsf17310/static/data/tab5-1.pdf. 2019年1月13日にアクセス。
7. Klawe, M. (6 October 2015). 'Opinion: How Can We Encourage More Women to Study Computer Science?'. *Newsweek.* www.newsweek.com/how-can-we-encourage-more-women-study-computer-science-341652. 2019年1月13日にアクセス。
8. Editorial. (2016). 'Women need to be seen and heard at conferences'. *Nature* 538 (7625):290.
9. BiasWatchNeuro (29 December 2018). 'Summarizing 3.33 Years of BWN: We've Moved the Needle!'. https://biaswatchneuro.com/2018/12/29/summarizing-3-33-years-of-bwn-weve-moved-the-needle/. 2019年1月22日にアクセス。
10. Acosta, R. V., and Carpenter, L. J. (2014). '*Women in Intercollegiate Sport: A Longitudinal, National Study Thirty-Seven-Year Update 1977–2014*'. www.acostacarpenter.org. 2019年1月15日にアクセス。
11. 'Women on boards of government and public companies', submitted to Aliza Lavie, chair of the Knesset's Committee on the Status of Women and Gender Equality (Hebrew). (25 July 2013). https://fs.knesset.gov.il/globaldocs/ MMM/e2ef6d8d-f1f7-e411-80c8-00155d01107c/2_e2ef6d8d-f1f7-e411-80c8-00155d01107c_11_9948.pdf. 2019年1月22日にアクセス。
12. Aydin, R. September 30, 2018. "California Will Require Women on Corporate Boards under Bill Signed by Brown." *San Francisco Chronicle*.

population'. *Psychology & Sexuality* 5(4):291–321.

4. Jacobson, R., and Joel, D. (2018). 'An exploration of the relations between self-reported gender identity and sexual orientation in an online sample of cisgender individuals'. *Archives of Sexual Behavior* 47:2407–26.
5. ジェンダーの多様性を病理として扱うべきでないとする2010年5月26日の発言より。www.wpath.org/policies. 2019年1月15日にアクセス。
6. Jacobson, R., and Joel, D. (2018). 'Self-reported gender identity and sexuality in an online sample of cisgender, transgender and gender-diverse individuals: An exploratory study'. *Journal of Sex Research* 56:249–63.
7. Siebler, K. (2012). 'Transgender transitions: Sex/gender binaries in the digital age'. *Journal of Gay & Lesbian Mental Health* 16(1):74–99.
8. Martin, C. L., et al. (2017). 'A dual identity approach for conceptualizing and measuring children's gender identity'. *Child Development* 88(1):167–82.

第19章 ジェンダーフリーの教育

1. Martin, C. L., Ruble, D. N. and Szkrybalo, J. (2002). 'Cognitive theories of early gender development'. *Psychological Bulletin* 128(6):903–33.
2. Shutts, K., et al. (2017). 'Early preschool environments and gender: Effects of gender pedagogy in Sweden'. *Journal of Experimental Child Psychology* 162:1–17.
3. Barry, E. (24 March 2018). 'In Sweden's Preschools, Boys Learn to Dance and Girls Learn to Yell'. *The New York Times.* www.nytimes.com/2018/03/24/world/europe/sweden-gen- der-neutral-preschools.html. 2019年1月13日にアクセス。
4. 同上。
5. Shutts, 前掲。
6. *No More Boys and Girls: Can Our Kids Go Gender Free?* www.youtube.com/watch?v=wN5R2LWhTrY および www .youtube.com/watch?v=cp9Z26YgIrA. 2019年3月30日にアクセス。
7. National Association for Single-Sex Public Education. www.singlesexschools.org. 2019年3月30日にアクセス。

第20章 子どもたちをジェンダーから解放する

1. Cabrera, N. J., Shannon, J. D. and Tamis-LeMonda, C. (2007). 'Fathers' influence on their children's cognitive and emotional development: From toddlers to pre-K'. *Applied Developmental Science* 11(4):208–13.
2. Cools, S., J. H. Fiva, and Kirkebøen, L. J. (2015). 'Causal effects of paternity leave on children and parents'. *The Scandinavian Journal of Economics* 117(3):801–28.
3. 特定の研究については、欧州委員会による*Paternity and parental leave policies across the European Union*を参照のこと。 https://publications.europa.eu/en/publication-detail/-/publication/a8464ad8-9abf-11e8-a408-01aa75ed71a1/language-en); http://www.fatherhoodinstitute.org/2014/fi-research-summary-paternity-leave. 2019年5月5日にアクセス。
4. Arnalds, A. A., Eydal, G. B. and Gíslason, I. V. (2013). 'Equal rights to paid parental leave and caring fathers—the case of Iceland'. *Icelandic Review of Politics and Administration* 9(2):323–44.
5. Dex, S., and Ward, H. (2007). 'Parental care and employment in early childhood'. Working Paper 7. London: Equal Opportunities Commission; Huerta, M., et al.

11. Wong, Y. J., et al. (2017). 'Meta-analyses of the relationship between conformity to masculine norms and mental health-related outcomes'. *Journal of Counseling Psychology* 64(1): 80–93.

Ⅳ ジェンダーのない世界へ

第17章 ジェンダーという神話にどう対処するか

1. Conger, K. (5 August 2017). 'Exclusive: here's the full 10-page anti-diversity screed circulating internally at Google'. *Gizmodo.* https://gizmodo.com/exclusive-heres-the-full-10-page-anti-diversity-screed-1797564320. 2019年1月28日にアクセス。
2. Su, R., Rounds, J. and Armstrong, P. I. (2009). 'Men and things, women and people: A meta-analysis of sex differences in interests'. *Psychological Bulletin* 135 (6):859–84.
3. Hyde, J. S. (2005). 'The gender similarities hypothesis'. *American Psychologist* 60 (6):581–92.
4. Vullioud, C., et al. (2019). 'Social support drives female dominance in the spotted hyaena'. *Nature Ecology & Evolution* 3(1):71–76.
5. Tay, L., Su, R. and Rounds, J. (2011). 'People—things and data—ideas: Bipolar dimensions?' *Journal of Counseling Psychology* 58(3):424–40.
6. Hyde, 前掲。
7. Fine, C. (2017). *Testosterone Rex: Myths of Sex, Science, and Society,* New York: W. W. Norton & Company, 116.
8. Hyde, 前掲。
9. Peters, M., et al. (2007). 'The effects of sex, sexual orientation, and digit ratio (2D:4D) on mental rotation performance'. *Archives of Sexual Behavior* 36:251–60.
10. Johnson, P. A., Widnall, S. E. and Benya, F. F. eds. (2018). '*Sexual Harassment of Women: Climate, Culture, and Consequences in Academic Sciences, Engineering, and Medicine*'. A Consensus Study Report. Washington, DC: The National Academies Press.
11. Benner, K. (30 June 2017). 'Women in Tech Speak Frankly on Culture of Harassment'. *The New York Times.* www.nytimes.com/ 2017/06/30/technology/women-entrepreneurs-speak-out-sexual-harassment.html. 2019年1月13日にアクセス。

第18章 混ざり合うジェンダー

1. Dongning, R., Haotian, Z. and Xiaolan, F. (2009). 'A deeper look at gender difference in multitasking: Gender-specific mechanism of cognitive control'. 2009 Fifth International Conference on Natural Computation. https://ieeexplore.ieee.org/document/5364739. 2019年1月26日にアクセス; Mäntylä, T. (2013). 'Gender differences in multitasking reflect spatial ability'. *Psychological Science* 24(4):514–20; Buser, T., and Peter, N. (2012). 'Multitasking'. *Experimental Economics* 15 (4):641–55.
2. Moon, L., ed. *Feeling Queer or Queer Feelings? Radical Approaches to Counseling Sex, Sexualities and Genders,* 72–88. London: Routledgeに所収のSanger, T. (2008). 'Queer(y)ing Gender and Sexuality: Transpeople's Lived Experiences and Intimate Partnerships'より。
3. Joel, D., et al. (2013).'Queering gender: Studying gender identity in the normative

2. Hecht, M. A., and LaFrance, M. (1998). 'License or obligation to smile: The effect of power and sex on amount and type of smiling'. *Personality and Social Psychology Bulletin* 24(12):1332–42.
3. Berg, J. H., Stephan, W. G. and Dodson, M. (1981). 'Attributional modesty in women'. *Psychology of Women Quarterly* 5(5) Supplement:711–27; Gould, R. J., and Slone, C. G. (1982). 'The "feminine modesty" effect: A self-presentational interpretation of sex differences in causal attribution'. *Personality and Social Psychology Bulletin* 8(3):477–85.
4. Eagly, A. H., Wood, W. and Fishbaugh, L. (1981). 'Sex differences in conformity: Surveillance by the group as a determinant of male nonconformity'. *Journal of Personality and Social Psychology* 40(2):384–94.
5. McGlone, M. S., and Aronson, J. (2006). 'Stereotype threat, identity salience, and spatial reasoning'. *Journal of Applied Developmental Psychology* 27(5):486–93.
6. 女の赤ちゃんと男の赤ちゃんに関連づけられた色にかんする優れた調査が、画家のJeongMee Yoonによって、以下のサイトに提供されている。2019年1月26日にアクセス。
   The Pink & Blue Project, www.jeongmeeyoon.com/aw_pinkblue_pink001.htm.
7. シャクド自身も、2019年の選挙運動ビデオで自分の美貌を武器にしている。ビデオの中で彼女は、自身が立ち上げたイスラエル新右翼党に対する急進主義との非難を、ファシズムの香水を宣伝するファッションモデルに扮して茶化している。www.youtube.com/watch?v=kLlnZGj83vM. 2019年3月24日にアクセス。

第16章 バイナリーの洗脳

1. Joel, D., and Weiner, I. (1994). 'The organization of the basal ganglia-thalamocortical circuits: Open-interconnected rather than closed segregated'. *Neuroscience* 63:363–79.
2. Moss-Racusin, C. A., et al. (2012). 'Science faculty's subtle gender biases favor male students'. *Proceedings of the National Academy of Sciences, USA* 109(41):16474–79.
3. Seavey, C. A., Katz, P. A. and Rosenberg, Z. S. (1975). 'Baby X: The effect of gender labels on adult responses to infants'. *Sex Roles* 1(2):103–9.
4. Lavy, V., and Sand, E. (2018). 'On the origins of gender gaps in human capital: Short- and long-term consequences of teachers' biases'. *Journal of Public Economics* 167:263–79.
5. Bernstein, H. (1 August 1909). 'Metchnikoff—"the Apostle of Optimism"—on the Science of Living'. *New York Times,* SM4.
6. Bian, L., Leslie, S.J. and Cimpian, A. (2017). 'Gender stereotypes about intellectual ability emerge early and influence children's interests'. *Science* 355(6323):389–91.
7. Cimpian, A., and Leslie, S.J. (September 2017). 'The Brilliance Trap'. *Scientific American* 317(3):61–65.
8. Leslie, S.J., et al. (2015). 'Expectations of brilliance underlie gender distributions across academic disciplines'. *Science* 347(6219): 262–65.
9. この問題は、アメリカ心理学会が2018年に発表した*APA Guidelines for Psychological Practice with Boys and Men*において指摘されている。www.apa.org/monitor/2019/ 01/ce-corner.aspx?wpisrc=nl_lily&wpmm=1. 2019年1月22日にアクセス。
10. Eliot, L. (2009). *Pink Brain, Blue Brain: How Small Differences Grow into Troublesome Gaps—and What We Can Do About It.* Boston: Houghton Mifflin Harcourt. [『女の子脳 男の子脳――神経科学から見る子どもの育て方』NHK出版]

McCarthy, M. M. (2017). 'Incorporating sex as a biological variable in neuropsychiatric research: Where are we now and where should we be?' *Neuropsychopharmacology* 42(2):379–85.

12. Stefanick, M. L. (2017). 'Not Just for Men'. *Scientific American* 317(3):52.
13. Richardson, S. S., et al. (2015). 'Opinion: Focus on preclinical sex differences will not address women's and men's health disparities'. *Proceedings of the National Academy of Sciences, USA* 112(44):13419–20.
14. Linde, C., et al. (2018). 'The interaction of sex, height, and QRS duration on the effects of cardiac resynchronization therapy on morbidity and mortality: An individual-patient data meta-analysis'. *European Journal of Heart Failure* 20:780–91.
15. Canto, J. G., and Kiefe, C. (2014). 'Age-specific analyses of breast cancer versus heart disease mortality in women'. *The American Journal of Cardiology* 113(2):410–11.
16. Cheng, E. R., et al. (2018). 'Prevalence of depression among fathers at the pediatric well-child care visit'. *JAMA Pediatrics* 172(9):882–83.

第13章 心のモザイク

1. Joel, D., et al. (2015). 前掲。
2. Hyde, J. S. (2005). 'The gender similarities hypothesis'. *American Psychologist* 60(6):581–92; Hyde, J. S. (2014). 'Gender similarities and differences'. *Annual Review of Psychology* 65:373–98; Zell, E., Krizan, Z. and Teeter, S. R. (2015). 'Evaluating gender similarities and differences using metasynthesis'. *American Psychologist* 70(1):10–20.
3. Carothers, B. J., and Reis, H. T. (2013). 'Men and women are from Earth: Examining the latent structure of gender'. *Journal of Personality and Social Psychology* 104(2):385–407.

Ⅲ ジェンダーの何が問題か

第14章 男女というバイナリーから多様性のモザイクへ

1. Terman, L. M., and Miles, C. C. (1936). *Sex and Personality: Studies in Masculinity and Femininity, 1.* New York: McGraw-Hill.
2. 同上、5.
3. Bem, S. L. (1974). 'The measurement of psychological androgyny'. *Journal of Consulting and Clinical Psychology* 42(2):155–62.
4. Spence, J. T., Helmreich, R. and Stapp, J. (1975). 'Ratings of self and peers on sex role attributes and their relation to self-esteem and conceptions of masculinity and femininity'. *Journal of Personality and Social Psychology* 32(1):29–39.
5. Spence, J. T. (1993). 'Gender-related traits and gender ideology: Evidence for a multifactorial theory'. *Journal of Personality and Social Psychology* 64(4):624–35.

第15章 ジェンダーという幻想

1. Wolfgang, A., ed. *Nonverbal Behavior: Perspectives, Applications, Intercultural Insights,* 351–71. Ashland, OH: Hogrefe & Huber Publishersに所収のHenley, N. M., and M. LaFrance, M. (1984). 'Gender as culture: Difference and dominance in nonverbal behavior'より。

第11章 ストレス下の女と男

1. www.stressinamerica.org. 2019年1月24日にアクセス。
2. Admon R., et al. (2013). 'Stress-induced reduction in hippocampal volume and connectivity with the ventromedial prefrontal cortex are related to maladaptive responses to stressful military service'. *Human Brain Mapping* 34:2808–16.
3. Lanzenberger, R., Kranz, G. S. and Savic, I. eds. *Handbook of Clinical Neurology,* 3rd Series, Sex Differences in Neurology and Psychiatry. Amsterdam: Elsevierに所収のJoel, D. (2020). 'Beyond sex differences and a male-female continuum: Mosaic brains in a multidimensional space'より。
4. 'Gender and Stress'. www.apa.org/news/press/releases/stress/2010/gender-stress. 2019年1月22日にアクセス。
5. 'Stress in AmericaTM Press Room'. www.apa.org/news/press/releases/stress/index. 2019年3月20日にアクセス。

第12章 健康のモザイク

1. Clayton, J. A., and Collins, F. S. (2014). 'NIH to balance sex in cell and animal studies'. *Nature* 509(7500):282–83.
2. Prendergast, B. J., Onishi, K. G. and Zucker, I. (2014). 'Female mice liberated for inclusion in neuroscience and biomedical research'. *Neuroscience & Biobehavioral Reviews* 40:1–5; Becker, J. B., Prendergast, B. J. and Liang, J. W. (2016). 'Female rats are not more variable than male rats: A meta-analysis of neuroscience studies'. *Biology of Sex Differences* 7:34.
3. Clayton and Collins, 前掲。
4. たとえば、以下の本の第II部のタイトルは 'Every Cell Has a Sex'である。Weizmann, T. A., and Pardue, M. L. eds. (2001). *Exploring the Biological Contributions to Health: Does Sex Matter?* Washington, DC: National Academy Press.
5. Joel, D., and R. Yankelevitch-Yahav, R. (2014). 'Reconceptualizing sex, brain and psychopathology: Interaction, interaction, interaction. *British Journal of Pharmacology* 171(20):4620–35; Hyde, J. S., et al. (2018). The future of sex and gender in psychology: Five challenges to the gender binary'. *American Psychologist* 74:171–93.
6. Gillies, G. E., and McArthur, S. (2010). 'Estrogen actions in the brain and the basis for differential action in men and women: A case for sex-specific medicines'. *Pharmacological Reviews* 62:155–98.
7. Hyde, 前掲。
8. Van Anders, S. M. (2013). 'Beyond masculinity: Testosterone, gender/sex, and human social behavior in a comparative context'. *Frontiers in Neuroendocrinology* 34:198–210.
9. Coquelin, A., and Desjardins, C. (1982). 'Luteinizing hormone and testosterone secretion in young and old male mice'. *American Journal of Physiology* 243(3): E257–63.
10. Fausto-Sterling, A., and Joel, D. (6 December 2017). 'The Science of Difference: Let's Do It Right!' *Huffington Post.* www.huffingtonpost.com/dr-anne-fausto-sterling/the- science-of-difference-lets-do-it-right_b_5372859.html. 2019年1月26日にアクセス。
11. Joel, D., and Fausto-Sterling, A. (2016). 'Beyond sex differences: New approaches for thinking about variation in brain structure and function'. *Philosophical Transactions of the Royal Society B* 371:20150451; Joel, D., and

6. 私の研究に対する他の科学者の反応については以下を参照のこと。
Denworth, L. (September 2017). 'Is there a "female" brain?' *Scientific American* 317 (3):43. この記事は『サイエンティフィック・アメリカン』誌特別号に'The New Science of Sex and Gender'というタイトルで掲載された。［別冊日経サイエンスno.228『性とジェンダー――個と社会をめぐるサイエンス』日経サイエンス社、2018ほか所収］

第8章 現れては消えるわけ

1. Jordan, K., et al. (2002). 'Women and men exhibit different cortical activation patterns during mental rotation tasks'. *Neuropsychologia* 40(13):2397–2408.
2. Weiss, E., et al. (2003). 'Sex differences in brain activation pattern during a visuospatial cognitive task: A functional magnetic resonance imaging study in healthy volunteers'. *Neuroscience Letters* 344(3):169–72.
3. Hugdahl, K., Thomsen, T. and Ersland, L. (2006). 'Sex differences in visuo-spatial processing: An fMRI study of mental rotation' *Neuropsychologia* 44(9):1575–83.
4. Halari, R., et al. (2006). 'Comparable fMRI activity with differential behavioural performance on mental rotation and overt verbal fluency tasks in healthy men and women'. *Experimental Brain Research* 169(1):1–14.
5. Carrillo, B., et al. (2010). 'Cortical activation during mental rotation in male-to-female and female-to-male transsexuals under hormonal treatment'. *Psychoneuroendocrinology* 35(8):1213–22.
6. Jordan-Young, R. M. (2011). *Brain Storm: The Flaws in the Science of Sex Differences.* Cambridge, MA: Harvard University Press.
7. David, S. P., et al. 2018. 'Potential reporting bias in neuroimaging studies of sex differences'. *Scientific Reports* 8, article number 6082.

第9章 ブラインドデートに何を期待する?

1. Eagly, A. H., and Wood, W. (2013). 'The nature–nurture debates: 25 years of challenges in understanding the psychology of gender'. *Perspectives on Psychological Science* 8(3):340–57.

第10章 脳の「タイプ」――典型的な脳と稀な脳

1. Baron-Cohen, S. (2002). 'The extreme male brain theory of autism'. *Trends in Cognitive Sciences* 6(6):248–54; Greenberg, D. M., et al. (2018.) 'Testing the Empathizing–Systemizing theory of sex differences and the Extreme Male Brain theory of autism in half a million people'. *Proceedings of the National Academy of Sciences, USA* 115(48):12152–57.
2. Joel, D., et al. (2018). 'Analysis of human brain structure reveals that the brain "types" typical of males are also typical of females, and vice versa'. *Frontiers in Human Neuroscience* 12:399.
3. GenderSci blog. (29 October 2018). A Q&A with Daphna Joel on her new article, 'Analysis of Human Brain Structure Reveals That the Brain "Types" Typical of Males Are Also Typical of Females, and Vice Versa'. https://projects.iq.harvard.edu/gendersci/joelqa. 2019年1月17日にアクセス。
4. Koppel, M., et al. (2002). 'Automatically categorizing written texts by author gender'. *Literary and Linguistic Computing* 17(4):401–12.

of brain and gender, or, why 3G-males and 3G-females have intersex brain and intersex gender'. *Biology of Sex Differences* 3:27.
7. Reich, C. G., Taylor, M. E. and McCarthy, M. M. (2009). 'Differential effects of chronic unpredictable stress on hippocampal CB1 receptors in male and female rats'. *Behavioural Brain Research* 203(2):264–69.
8. Garcia-Falgueras, A., et al. (2011). 'Galanin neurons in the intermediate nucleus (InM) of the human hypothalamus in relation to sex, age, and gender identity'. *Journal of Comparative Neurology* 519(15):3061–84.
9. Chung, W. C. J., De Vries, G. J. and Swaab, D. F. (2002). 'Sexual differentiation of the bed nucleus of the stria terminalis in humans may extend into adulthood'. *Journal of Neuroscience* 22(3):1027–33.

第6章 性別がすべてではない

1. Joel, D. (2011). 'Male or female? Brains are intersex'. *Frontiers in Integrative Neuroscience* 5:57; Joel, D. (2012). 'Genetic-gonadal-genitals sex (3G-sex) and the misconception of brain and gender, or, why 3G-males and 3G-females have intersex brain and intersex gender'. *Biology of Sex Differences* 3:27.
2. Juraska, J. M. (1991). 'Sex differences in "cognitive" regions of the rat brain'. *Psychoneuroendocrinology* 16(13):105–19.
3. Yankelevitch-Yahav, R. (2018). 'The effects of postnatal administration of the selective serotonin reuptake inhibitor fluoxetine on female and male rats'. テルアビブ大学でジョエル博士指導の下に行われた博士号取得のための口頭試問。
4. Koss, W. A., et al. (2015). 'Gonadectomy before puberty increases the number of neurons and glia in the medial prefrontal cortex of female, but not male, rats'. *Developmental Psychobiology* 57(3):305–12.
5. McCarthy, M. M., and Arnold, A. P. (2011). 'Reframing sexual differentiation of the brain'. *Nature Neuroscience* 14(6):677–83; McCarthy, M. M., et al. 2015. Surprising origins of sex differences in the brain. *Hormones and Behavior* 76:3–10.
6. Cahill, L. (1 April 2014). 'Equal ≠ The Same: Sex Differences in the Human Brain'. *Cerebrum.* https://www.ncbi.nlm.nih.gov/pmc/articles/PMC4087190/. 2019年1月17日にアクセス。
7. Fine, C., et al. (15 December 2014). 'Why Males ≠ Corvettes, Females ≠ Volvos, and Scientific Criticism ≠ Ideology'. Reaction to "Equal ≠ The Same: Sex Differences in the Human Brain". *Cerebrum.* https://dana.org/article/reaction-to-equal-%E2%89%A0-the-same-sex-differences-in-the-human-brain/. 2019年1月17日にアクセス。

第7章 脳のモザイク

1. Joel, D., et al. (2015).
2. Joel et al. (2015) の第1図をもとに作成。
3. Ingalhalikar, M., et al. (2014). 'Sex differences in the structural connectome of the human brain'. *Proceedings of the National Academy of Sciences, USA* 111(2):823–28.
4. Sample, I. (2 December 2013). 'Male and Female Brains Wired Differently, Scans Reveal'. *Guardian.* www.theguardian.com/ science/2013/dec/02/men-women-brains-wired-differently. 2019年1月17日にアクセス。
5. Joel, 'Sex beyond the genitalia', 15468.

5. Shaywitz, B. A., et al. (1995). 'Sex differences in the functional organization of the brain for language'. *Nature* 373(6515):607–9.
6. Sommer, I. E. (2008). 'Sex differences in handedness, asymmetry of the planum temporale and functional language lateralization'. *Brain Research* 1206:76–88.

第4章 生まれか育ちか

1. Gilmore, J. H., Knickmeyer, R. C. and Gao, W. (2018). 'Imaging structural and functional brain development in early childhood'. *Nature Reviews–Neuroscience* 19(3):123–37.
2. Maguire, E. A., Woollett, K. and H. J. Spier, H. J. (2006). 'London taxi drivers and bus drivers: A structural MRI and neuropsychological analysis'. *Hippocampus* 16:1091–1101.
3. Karni, A., et al. (1998). 'The acquisition of skilled motor performance: Fast and slow experience-driven changes in primary motor cortex'. *Proceedings of the National Academy of Sciences, USA* 95(3):861–68.
4. Turkeltaub, P. E., et al. (2003). 'Development of neural mechanisms for reading'. *Nature Neuroscience* 6(7):767.
5. Goffman, E. (1979[1976]). *Gender Advertisements.* London: The Macmillan Press Ltd., 46.
6. 同上、8.
7. Richardson, S. S. (2013). *Sex Itself: The Search for Male and Female in the Human Genome.* Chicago: University of Chicago Press.
8. Hyde, J. S., et al. (2018). 'The future of sex and gender in psychology: Five challenges to the gender binary'. *American Psychologist* 74:171–93; Van Anders, S. M. (2013). 'Beyond masculinity: Testosterone, gender/sex, and human social behavior in a comparative context'. *Frontiers in Neuroendocrinology* 34:198–210.
9. Van Anders, 前掲 の'Beyond masculinity'.
10. Abraham, E., et al. (2014). 'Father's brain is sensitive to childcare experiences'. *Proceedings of the National Academy of Sciences, USA* 111(27):9792–97.

II 人間はモザイク

第5章 変化する脳

1. Shors, T. J., Chua, C. and Falduto, J. (2001). 'Sex differences and opposite effects of stress on dendritic spine density in the male versus female hippocampus'. *Journal of Neuroscience* 21(16):6292–97.
2. Shors et al. (2001) の第4図にもとづき作成。
3. Joel, D., and McCarthy, M. M. (2017). 'Incorporating sex as a biological variable in neuropsychiatric research: Where are we now and where should we be?' *Neuropsychopharmacology* 42(2):379–85. 性別の直接的および間接的な効果のまとめについては第2図を参照のこと。
4. Shors, T. J. (2002). 'Opposite effects of stressful experience on memory formation in males versus females'. *Dialogues in Clinical Neuroscience* 4(2):139–47.
5. Juraska, J. M., et al. (1985). 'Sex differences in the dendritic branching of dentate granule cells following differential experience'. *Brain Research* 333(1):73–80.
6. Joel, D. (2012). 'Genetic-gonadal-genitals sex (3G-sex) and the misconception

原注

口絵

図A Joel et al.（2015）‘Sex beyond the genitalia: The human brain mosaic’. *Proceedings of the National Academy of Sciences, USA* 112(50):15468–73. の第S2A図をもとに作成。

図B Joel et al.（2015）の第3図をもとに作成。

I 性別と脳

第1章 覚醒

1. Marwha, D., Halari, M. and Eliot, L.（2017）. ‘Meta-analysis reveals a lack of sexual dimorphism in human amygdala volume’. *Neuroimage* 147:282–94.

第2章 ねじ曲げられた事実の歴史

1. Schiebinger, L. (1989). *The Mind Has No Sex? Women in the Origins of Modern Science.* Cambridge, MA: Harvard University Press, 217の引用。［『科学史から消された女性たち』工作舎］
2. 同上。
3. 同上、189.
4. 同上、215.
5. Shields, S. A.（1975）. ‘Functionalism, Darwinism, and the psychology of women: A study in social myth’. *American Psychologist* 30:739–54.
6. Schiebinger, 164.
7. Blum, D.（1997）. *Sex on the Brain.* New York: Penguin Books, 38の引用。
8. Romanes, G. J.（1887）. ‘Mental differences between men and women’. *Nineteenth Century* 21:654–72. Shields, 前掲の引用。
9. Mazón, P. M.（2003）. *Gender and the Modern Research University: The Admission of Women to German Higher Education, 1865–1914.* Palo Alto, CA: Stanford University Press, 89.
10. Shields, 前掲。
11. 同上。
12. Patrick, G. T. W.（1895）. ‘The psychology of women’. *Popular Science Monthly* 47:212. Shields, 前掲の引用。
13. Schiebinger, *The Mind Has No Sex?,* 2.

第3章 脳の性差が積み重なると

1. 56分の議論は www.youtube.com/watch?v=64fPSH5qqS4で聞くことができる。2019年1月17日にアクセス。
2. Ruigrok, A. N. V., et al.（2014）. ‘A meta-analysis of sex differences in human brain structure’. *Neuroscience & Biobehavioral Reviews* 39:34–50.
3. Ritchie, S. J., et al.（2018）. ‘Sex differences in the adult human brain: Evidence from 5,216 UK Biobank participants.’ *Cerebral Cortex* 28(8):2959–75.
4. 同上。

[ナ行]

[ハ行]

[マ行]

[ヤ行]

[ラ行]

索引

著者

ダフナ・ジョエル (Daphna Joel)

神経科学者（Ph.D.）。イスラエルのテルアビブ大学神経科学・心理学教授。心理科学部の博士号委員会の委員長を務める。人間と動物の行動の脳メカニズムが専門。ハーバード大学、スタンフォード大学、プリンストン大学等でも講義を行なった。膨大な量の脳スキャン画像の解析からアンケート調査まで、幅広い手法を用いて研究を行っている。『ニューロサイエンス』誌や『サイコファーマコロジー』誌などに論文を多数寄稿。本書が初の著書。

ルバ・ヴィハンスキ (Luba Vikhanski)

サイエンス・ライター。イスラエルのワイツマン科学研究所勤務ニューヨーク大学の科学・健康・環境にかんするレポーティング・プログラムを修了し、『ニューヨーク・タイムズ』紙や『ネイチャー・メディシン』誌などに寄稿。3冊の著書（いずれも未邦訳）がある。

訳者

鍛原多惠子 (かじはらたえこ)

米国フロリダ州ニューカレッジ卒業（哲学・人類学専攻）。訳書にグラウ『鳥類のデザイン』（みすず書房）、ホニグスバウム『パンデミックの世紀』、ジョイス『マインド・ザ・ギャップ！』（以上、NHK出版）、リドレー『進化は万能である』（共訳、早川書房）、ライアン『文明が不幸をもたらす』、アル=カリーリ『サイエンスネクスト』（以上、河出書房新社）、アッカーマン『鳥！ 驚異の知能』、コーバリス『意識と無意識のあいだ』（以上、講談社）ほか多数。

ジェンダーと脳《のう》

——性別《せいべつ》を超《こ》える脳《のう》の多様性《たようせい》

2021年9月10日　第1刷発行
2022年9月28日　第4刷発行

著者　ダフナ・ジョエル
　　　ルバ・ヴィハンスキ

訳者　鍛原多惠子

発行所　株式会社紀伊國屋書店
東京都新宿区新宿3-17-7
出版部（編集）電話03(6910)0508
ホールセール部（営業）電話03(6910)0519
郵便番号153-8504
東京都目黒区下目黒3-7-10

デザイン　水戸部 功＋北村陽香

組版　明昌堂

印刷・製本　中央精版印刷

ISBN 978-4-314-01185-3　C0040
Printed in Japan

定価は外装に表示してあります